老年髋部骨折
围术期管理与手术治疗

Perioperative Management and Surgical Treatment of Geriatric Hip Fracture

U0294957

主　审　张怡元

主　编　林焱斌　陈晓梅

副主编　余光书　张　韬　郑　竑　顾忠民

编　者　(以姓氏笔画为序)

王海洋　叶友友　庄　研　许阳凯

许宏滨　李杰辉　余光书　张　韬

张寿雄　陈　川　陈月琴　陈晓梅

林　勤　林焱斌　林赛花　林慧卿

郑　竑　钟志辉　顾忠民　黄显贵

人民卫生出版社

图书在版编目（CIP）数据

老年髋部骨折围术期管理与手术治疗 / 林焱斌，陈晓梅主编. —北京：人民卫生出版社，2019

ISBN 978-7-117-28092-1

Ⅰ. ①老…　Ⅱ. ①林…②陈…　Ⅲ. ①老年人－髋骨－骨折－围手术期－护理②老年人－髋骨－骨折－外科手术　Ⅳ. ①R683.3

中国版本图书馆 CIP 数据核字（2019）第 026336 号

| 人卫智网 | www.ipmph.com | 医学教育、学术、考试、健康，购书智慧智能综合服务平台 |
| 人卫官网 | www.pmph.com | 人卫官方资讯发布平台 |

老年髋部骨折围术期管理与手术治疗

主　　编：林焱斌　陈晓梅
出版发行：人民卫生出版社（中继线 010-59780011）
地　　址：北京市朝阳区潘家园南里 19 号
邮　　编：100021
E - mail：pmph @ pmph.com
购书热线：010-59787592　010-59787584　010-65264830
印　　刷：北京顶佳世纪印刷有限公司
经　　销：新华书店
开　　本：710×1000　1/16　印张：9
字　　数：152 千字
版　　次：2019 年 5 月第 1 版　2019 年 7 月第 1 版第 2 次印刷
标准书号：ISBN 978-7-117-28092-1
定　　价：68.00 元
打击盗版举报电话：010-59787491　E-mail：WQ @ pmph.com
（凡属印装质量问题请与本社市场营销中心联系退换）

前　言

　　随着人口老龄化进程不断加快，髋部骨折的发病率日趋增高。老年髋部骨折患者行保守治疗需要长期卧床，不但影响生活质量，还会因内脏器官的生理功能老化，储备能力和代偿功能低下而易发生肺部感染、压疮、泌尿道感染、下肢静脉栓塞、肺栓塞等并发症，严重的甚至可危及生命。因此，目前一般主张在患者身体条件允许的情况下尽早进行手术治疗，但老年患者由于基础疾病多，入院后往往需要几天的术前准备才可以手术，然而延后手术这几天可能给患者的康复带来不利影响，寻找一种合理有效的管理方案便成为各临床医师努力的方向。

　　快速康复外科提倡以循证医学为基础，不断优化围术期管理，通过微创技术的应用与围术期的干预，降低手术患者产生生理和心理创伤应激的概率，以促进患者快速康复，是目前各外科医师所推崇的热点。我们也在此基础上阅读大量的国内外文献资料，并结合多年的临床工作经验，编写了这本《老年髋部骨折围术期管理与手术治疗》。本书分为两个部分，第一部分主要介绍围术期的优化管理及快速康复外科理念的应用，重点讨论了"无血、无痛、无栓、无管"等热点，详细分析了全身各系统围术期准备及相关并发症的预防，汇集了我们团队多年来的管理经验；第二部分主要介绍股骨颈骨折及股骨转子间骨折的手术治疗方案，重点讨论了空心钉内固定治疗股骨颈骨折、关节置换术在股骨颈骨折中的应用以及 PFNA 内固定治疗股骨转子间骨折，其中 PFNA 内固定术中的"3-2-1"体表定位法、小切口辅助复位法及扩髓骨泥植骨术等是我们治疗的特色。我们还采用热点问题探讨的形式详细分析了目前临床治疗的争论点，从而更好地帮助临床医师了解不同治疗方案的优缺点。此外，我们还在文中加入了大量的临床图片及一些操作视频，以便更好地辅助临床医师了解手术方案。

本书是骨科医师、麻醉医师、内科医师、康复医师及护理人员一同努力的结果，是我们"老年髋部骨折"治疗团队的管理与治疗经验的集合。但是，由于作者水平有限，难免有不足之处，望广大读者和同行们批评指正。

林焱斌

2019 年 2 月

目　录

第一章　老年髋部骨折的概述

一、老年髋部骨折常见部位

■ 髋部骨折主要指髋臼骨折和股骨近端骨折，具体包括髋臼骨折、股骨头骨折、股骨颈骨折、股骨转子间骨折和股骨转子下骨折，其中股骨颈骨折和股骨转子间骨折是最常见的骨折类型。

■ 老年髋部骨折常发生在股骨近端，主要包括股骨颈骨折与股骨转子间骨折，约占老年髋部骨折的 90% 以上，故本书中的老年髋部骨折主要指股骨颈骨折与股骨转子间骨折（图 1-0-1）。

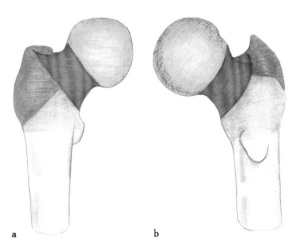

图 1-0-1　股骨近端示意图
a. 股骨近端正位图；b. 股骨近端侧位图

二、老年髋部骨折流行病学

■ 老年髋部骨折每年的发生率为 47.8/10 万～50.4/10 万，髋部骨折约占全身骨折的 6.73%，股骨颈骨折约占髋部骨折的 40%，股骨转子间骨折约占老年髋部骨折的 55%。

■ 老年髋部骨折以女性多见，约占 70.1%，男性约占 29.9%；股骨颈骨折患者的男女比例约为 1∶3.70，股骨转子间骨折的比例为 1∶0.77。

■ 髋部骨折患者男性平均年龄为 60.8 岁，女性平均年龄为 68.0 岁；股骨颈骨折患者男性平均年龄为 58.1 岁，女性平均年龄为 65.6 岁；股骨转子间骨折患者男性平均年龄为 63.5 岁，女性平均年龄为 70.9 岁。

■ 老年髋部骨折患者 1 年内病死率为 16.8%～30.8%，与心血管疾病、呼吸系统疾病、肾衰竭、糖尿病等相关，2～3 种合并症同时出现是病死率增加的高危因素。

■ 老年髋部骨折最常见的合并症依次是高血压占 51%、阿尔茨海默病占 28%、缺血性心脏病占 15%、慢性阻塞性肺病占 15% 和糖尿病占 14%，同时患有 3 种或 3 种以上合并症是预测手术风险及术后死亡的最强因素。

三、老年人易发骨折因素

1. 骨骼特点　老年人的骨骼退变主要表现在成骨细胞逐渐减少与成骨细胞的活力下降，成骨与破骨出现失衡，骨内膜重吸收增多，钙交换呈现负平衡，从而导致骨小梁减少、骨皮质变薄、骨量降低，引发骨质疏松而容易发生骨折。

2. 肌肉特点　老年人的肌细胞数量及体积都在不同程度的减小，肌肉弹性下降，导致肌肉松弛、肌力减弱；同时老年人的肌腱、关节囊、韧带逐渐萎缩变薄、变细，关节囊松弛、脆性增高、关节滑膜分泌滑液减少，导致关节不稳定，这些因素导致运动系统退变，出现行动迟缓，甚至步履蹒跚，使老年人容易跌倒。

3. 感官反应迟钝　老年人均有不同程度的脑萎缩，脑部供血不足。随着年龄的增长脑细胞也将逐渐减少，神经传导速度减慢，其中以大脑皮质减少更为明显。另外，老年人均有不同程度的视力及听力减退、近记忆力减退及思维迟钝，导致反应缓慢、行动迟缓及对外界反应迟钝。此外，体能逐渐下降等诸因素都是导致老年人易发生骨折的原因。

四、老年人器官功能改变

老年人器官功能改变见表 1-0-1。

1. 消化系统　老年人消化系统功能逐渐衰退，胃液分泌减少，消化道各种消化酶分泌也开始慢慢减少，从而导致消化、吸收功能下降，一日三餐往往满足不了老年人对营养的需要，因而出现营养不良的状况；同时由于老年人消化功能减退，胃排空延缓，肠蠕动减慢，消化能力下降，容易出现腹胀、腹泻、便秘。

2. 肝胆系统　药物主要通过肝脏代谢。随着年龄增长，肝微粒体酶活性减低、酶促作用减少而导致某些药物半衰期延长；肝血流量亦随年龄增长而逐步减少，使老年人对某些药物从体内转化、移除的能力下降；老年人血浆白蛋白降低、肾排泌功能减退，易有药物蓄积的倾向；另外，老年人胆道可有黏膜萎缩、肌层肥厚、弹力纤维退化、胶原纤维增生等变化，从而有可能出现胆囊炎、胆结石。

3. 循环系统　循环系统会因年龄增长而发生一系列的生理学改变，其中动脉内膜逐渐增厚，中层胶原纤维增加，可造成大动脉扩张而屈曲，小动脉管腔变小，动脉粥样硬化，易发生血压上升及体位性低血压；心肌纤维组织增多，心肌细胞增大，心脏收缩功能减退，心排血量减少，心肌和组织器官供血不足，易患冠心病等缺血性疾病；主动脉增宽，瓣膜功能减退，易发生心功能不全。

4. 呼吸系统　老年人的肺脏随着年龄增长不断发生退行性变，肺组织弹力纤维中弹性蛋白减少，其性质也有所改变，同时周围肺泡与肺泡管周围的弹力纤维趋于老化，肺泡扩张、弹性降低、回缩力减退，易引起肺的通气和换气功能降低，容易发生通气和血流灌注的比例失调；另外，由于呼吸道黏膜萎缩，纤毛运动减弱，呼吸道的防御功能也都随着年龄增加而明显下降，从而易发感染及老年支气管炎。

5. 泌尿系统　老年人的肾小球数量下降，肾单位的结构亦有改变，肾小球与肾小管的基底膜变厚并有重复，同时肾小管细胞出现脂肪退行性改变，导致肾小球有功能的容量减少，肾脏血流量减少，加上入球动脉阻力因血管内腔狭窄而上升，故滤过率下降，容易出现排尿无力，出现残余尿或尿失禁；另外，随着年龄增长，肾脏对激素的反应能力下降，因此老年人血液中肾素浓度和醛固酮浓度均降低，对维生素D的羟化作用减弱，导致骨骼形态的改变。

6. 神经系统　老年人运动觉神经细胞萎缩、减少，运动觉能力下降，所以多数老年人运动迟缓，一些保护性反射的反应也相对迟缓，容易出现摔倒等现象；另外，老年人由于有不同程度的脑血流量减少，可表现有头晕、头痛、记忆力减退，特别是近期记忆力减退更为明显，对催眠镇静药等的耐受性减低，容易引起不良反应，所以给老年人用这些药物时应慎重，注意药量。

表 1-0-1 老年人全身各系统变化特点

名称	变化特点
循环系统	心排出量减少40%～50%
呼吸系统	肺活量减少50%～60%
消化系统	味蕾减少,味觉改变,胃肠蠕动减慢,胃液分泌减少
肝胆系统	肝实质细胞减少,肝脏重量逐步减少,胶原合成增加
泌尿系统	肾脏清除率减少40%～50%
神经系统	脑重量减少、体积变小、神经细胞减少可达20%～30%
运动系统	骨皮质变薄、密度降低、骨质疏松、骨量降低,肌肉萎缩

五、影响老年患者手术疗效因素

影响老年患者手术疗效因素见表1-0-2、表1-0-3。

1. 术前 主要包括年龄、性别、吸烟、酗酒、体重指数(body mass index, BMI)、生活环境、健康状况[美国麻醉医师协会(American Society of Anesthesiologists, ASA)分级]、内科疾病情况(合并症数目)、营养状态(血红蛋白、白蛋白)、免疫功能(淋巴细胞数)、骨折类型、伴随损伤、既往髋部骨折情况、神经系统情况(阿尔茨海默病)、日常生活活动能力等。

2. 术中 主要包括术前时间、麻醉方式、手术时间、手术类型、术中失血量、是否输血及术中低体温等。

3. 术后 主要包括谵妄、肺部感染、泌尿系感染、心力衰竭、心肌梗死、肾衰竭、应激性溃疡、脑血管意外、深静脉血栓、压疮、站立时间、负重行走等。

表 1-0-2 化验指标异常分级

	次要异常	主要异常
INR	1.4～1.6	>1.6
电解质	$Na^+=126～128$ 或 $151～155mmol/L$	$Na^+<125$ 或 $>155mmol/L$
	$K^+=2.5～2.9$ 或 $5.6～6.0mmol/L$	$K^+<2.5$ 或 $>6.1mmol/L$
	$HCO_3^-=18～19$ 或 $35～36mmol/L$	$HCO_3^-<18$ 或 $>36mmol/L$
血糖	25～33mmol/L	>33mmol/L
BUN/肌酐	BUN: 14.6～17.9mmol/L	BUN: >17.9mmol/L
	或肌酐: 185.6～221μmol/L	或肌酐: >230μmol/L
	不伴有终末期肾病史	不伴有终末期肾病史
贫血	血红蛋白: 7.6～8g/dl	血红蛋白: ≤7.5g/dl

表 1-0-3　机体异常分级

	次要异常	主要异常
血压	收缩压≥181mmHg,舒张压≥111mmHg	收缩压≤90mmHg,舒张压≤60mmHg
心率与心律	房颤或室上性心动过速(101～120 次/min)、窦性心动过速(≥121 次/min)或心动过缓(46～50 次/min)	房颤或室上性心动过速(≥121 次/min),室性心动过速,Ⅲ度房室传导阻滞或心率(≤45 次/min)
体温/X线胸片	T≥38.5℃,临床诊断肺炎或有X线片表现	T≤35.0℃或 T≥38.5℃并有临床诊断肺炎或X线胸片异常
胸痛	胸痛但心电图正常	心电图显示心肌梗死,或胸痛伴有异常心电图
充血性心力衰竭	呼吸困难或肺部湿啰音或 S_3 奔马律但X线胸片正常,有X线胸片变化但检查正常并不伴有呼吸困难	X线胸片显示肺水肿,或呼吸困难伴有心力衰竭表现
呼吸衰竭	46mmHg<PCO_2<55mmHg	血氧测定≤90%,PO_2≤60mmHg,或 PCO_2≥55mmHg

INR:国际标准化比值(international normalized ratio);BUN:血尿素氮(blood urea nitrogen);T:体温(temperature);PO_2:氧分压(partial pressure of oxygen);PCO_2:二氧化碳分压(partial pressure of carbon dioxide)

六、老年髋部骨折风险评估体系

■ 目前认为,老年髋部骨折及早手术、减少卧床时间是降低患者死亡率和减少并发症发生的重要措施,但老年人整体功能衰退,器官合并症多,麻醉和外科手术对患者的机体储备是第二次打击,如何判别患者能否耐受手术、手术风险如何、及早手术还是进一步内科调整是摆在临床医师面前需要快速回答的问题。

■ 通过建立老年髋部骨折的术前风险评估系统,预测术后死亡和并发症风险,为患者及家属提供预后判断,帮助医师进行治疗方法选择和针对性的围术期处理,对增加医疗安全和提高医疗质量具有重要的临床价值(表 1-0-4～表 1-0-6)。

表 1-0-4　Sernbo 老年髋部骨折评分

项目		赋值	总分
年龄(岁)	<80	5	≥15分风险低,手术后 30d 内死亡率<1%
	≥80	2	
社会状态	能独立生活(无需他人照顾)	5	<15分风险高,手术后 30d 内死亡率 8%
	需要照顾(住家照顾、养老院)	2	
行走能力	行走无需帮助或需一根手杖	5	
	行走需两根手杖、框架或坐轮椅、卧床	2	
精神状态	正常	5	
	痴呆	2	

表 1-0-5　Edmonton 老年髋部骨折评分

项目（13 个）		风险赋值	说明
年龄（岁）	60～69	0	各项分值直接相加得出总分
	70～79	6	住院死亡风险：
	80～89	7	0～7 分，0.6%
	≥90	13	8～13 分，1.7%
男性		6	14～21 分，6.2%
骨折前住护理院		4	≥22 分，15.5%
慢性阻塞性肺疾病		4	1 年死亡风险：
肺炎		14	0～7 分，12.1%
缺血性心脏病		5	8～13 分，22.9%
既往心肌梗死病史		13	14～21 分，36.5%
任何心律不齐		5	≥22 分，52%
充血性心力衰竭		7	
恶性肿瘤		13	
营养不良		20	
任何电解质紊乱		5	
肾衰竭		19	

表 1-0-6　老年髋部骨折患者手术风险评分系统

评分指标	病情分级标准			
	1	2	4	8
生理学评分				
年龄（岁）	65～74	75～84	≥75	—
冠心病	无	—	有	—
心力衰竭	无	—	有	—
慢性肺病	无	—	有	—
收缩压（mmHg）	110～139	100～109 或 140～159	90～99 或 160～179	≤89 或 ≥180
心率（次 /min）	70～109	55～69 或 110～139	40～54 或 140～179	≤39 或 ≥180
血红蛋白（g/L）	男 ≥120 女 ≥110	男 90～119 女 90～109	60～89	<60
白细胞（×10⁹/L）	4～10	3.1～3.9 或 10.1～20.0	≤3.0 或 ≥20.1	—
血清肌酐（μmol/L）	≤100	101～200	201～350	≥351

续表

评分指标	病情分级标准			
	1	2	4	8
血清钠（mmol/L）	≥136	131～135	126～130	≤125
血清钾（mmol/L）	3.5～5.0	3.2～3.4 或5.1～5.3	2.9～3.1 或5.4～5.9	≤2.8 或≥6.0
手术严重评分				
治疗方式	髓内系统	髓外系统	半髋	全髋
失血量（mL）	<200	200～499	500～799	≥800
手术时机（d）	≤2	3～7	8～14	≥15

注：两部分总和为患者的手术风险值，最低14分，最高92分，分值越高手术风险越高

参 考 文 献

1. Lyritis GP, Rizou S, Galanos A, et al. Incidence of hip fractures in Greece during a 30-year period: 1977-2007. Osteoporos Int, 2013, 24（5）: 1579-1585.

2. Fa-ming Tian, Liu Zhang, Hai-yong Zhao, et al. An increase in the incidence of hip fractures in Tangshan, China. Osteoporos Int, 2014, 25（4）: 1321-1325.

3. Ho AW, Lee MM, Chan EW, et al. Prevalence of pre-sarcopenia and sarcopenia in Hong Kong Chinese geriatric patients with hip fracture and its correlation with different factors. Hong Kong Med J, 2016, 22（1）: 23-29.

4. Liu SK, Ho AW, Wong SH, et al. Early surgery for Hong Kong Chinese elderly patients with hip fracture reduces short-term and long-term mortality. Hong Kong Med J, 2017, 23（4）: 374-380.

5. Henderson CY, Ryan JP. Predicting mortality following hip fracture: an analysis of comorbidities and complications. Ir J Med Sci, 2015, 184（3）: 667-671.

6. van Wissen J, van Stijn MF, Doodeman HJ, et al. Mini nutritional assessment and mortality after hip fracture surgery in the elderly. J Nutr Health Aging, 2016, 20（9）: 964-968.

7. Nygard H, Matre K, Fevang JM. Evaluation of timed up and go test as a tool to measure postoperative function and prediction of one year walking ability for patients with hip fracture. Clin Rehabil, 2016, 30（5）: 472-480.

8. Rogmark C, Carlsson A, Johnell O, et al. A prospective randomized trial of internal fixation versus arthroplasty for displaced fractures of the neck of the femur. Functional outcome for 450 patients at two years. J Bone Joint Surg Br, 2002, 84（2）: 183-188.

9. Jiang HX，Majumdar SR，Dick DA，et al. Development and initial validation of a risk score for predicting in-hospital and 1-year mortality in patients with hip fractures. J Bone Miner Res，2005，20（3）：494-500.

10. 陈海云，胡瀛宇，何泽慧，等. 老年髋部骨折手术并发症风险预测体系的建立与临床应用. 中国老年学杂志，2014，34：3307-3312.

第二章　老年髋部骨折的系统管理

> ■ 管理原则：
> ● 以加快康复为目标，认真评估手术风险。
> ● 严格掌握手术指征，充分沟通患者病情。

第一节　老年患者电解质平衡管理

一、概述

■ 机体正常的体液容量、渗透压和电解质浓度是物质代谢和各个器官功能的基本保障。

■ 老年患者围术期常见的电解质紊乱为低血钾、低血钠及低血钙，为此需要较好地控制水、电解质和酸碱平衡。

■ 老年髋部骨折患者围术期对医护人员要求高，不仅要有娴熟的技术，而且要有科学有效的管理方法，以避免电解质紊乱的发生。

■ 快速康复外科理念的措施：患者心理干预、系统化及个体化护理，加强围术期管理。

二、低钠血症

（一）常见原因

1. 摄入不足　骨折后卧床、疼痛刺激、食欲缺乏等使患者每天进食、进饮量减少，从而导致钠摄入量不足，又加上老年患者机体代偿能力差，不能很快代偿，钠的摄入不足，从而表现出血清钠、氯的降低。

2. 吸收障碍　食物中的钠几乎都在小肠吸收，骨折后肠道蠕动减慢，肠道淤血,影响了肠道对钠的吸收,造成低钠血症。

3. 肾素 - 血管紧张素 - 醛固酮的作用　骨折早期的疼痛等应激能够使交感神经兴奋,肾上腺髓质分泌肾素 - 血管紧张素 - 醛固酮增多,醛固酮在肾小管主动重吸收钠,在钠重吸收的同时伴随钾的分泌,也就是说其具有"保钠排钾"的作用。

(二)容易漏诊

- 多种原因可导致低钠血症。
- 临床上未引起足够的重视。
- 临床上缺乏特异性的表现。
- 容易被其他病情所掩盖。

(三)病情观察

- 查房时需密切询问观察患者肢体感觉、运动情况,有无腹胀、腹痛、恶心、呕吐等表现。
- 术后 1~5d 需要通过与患者交谈,了解其语言是否符合逻辑,有无躁动不安、嗜睡等症状,出现异常及时复查电解质。

(四)纠正低钠

- 口服补钠是轻度低钠血症患者的首选。
- 重度低钠血症应尽快提高血钠浓度,防止症状进一步加重。
- 静脉补钠的剂量及速度切忌过大、过快,否则容易发生脑桥脱髓鞘的危险。
- 静脉滴注 3%~5% 氯化钠溶液进行补钠,以每分钟 40~60 滴为宜,避免短时间内输入大量的液体而引起心力衰竭,保证在 6~12h 内钠浓度达到 130mmol/L。
- 对患者及家属进行宣传教育,纠正错误的摄盐观点,通过合理安排患者饮食,保证钠盐的摄入。

计算钠的补充量

血钠正常值为 135~145mmol/L,正常成人每日需要氯化钠 4~5g,相当于等渗盐水 500mL。

需补充的钠量(mmol)=[血钠正常值(mmol/L)－血钠测得值(mmol/L)]×体重(kg)×0.6(女性为 0.5),计算所得的量,当日先补给一半,第二日再补给一半,以免发生水中毒。

举例如下：女性患者，体重 60kg，血钠浓度为 130mmol/L，补钠量 = (135 − 130) × 60 × 0.5 = 150mmol，以 17mmol Na^+ 相当于 1g 钠盐计算，补氯化钠量约为 8.8g。当天先补 1/2 量，即 4.4g，加每天正常需要量 4.5g，共计 8.9g。以输注 5% 葡萄糖盐水 1000mL 即可基本完成。此外，还应补给日需液体量 2000mL。其余的一半钠，可在第二天补给。

三、低钾血症

（一）常见原因

1. 摄入不足　骨折后由于疼痛刺激，大多数患者不能正常进食，因而从食物中获得钾离子减少，若家属没有及时将其送到医院进行积极治疗，导致钾得不到有效补充，就容易发生低钾血症。

2. 丢失增加　老年人骨折后心理反应异常，如恐惧、焦虑等情绪压抑时可使血小板摄取游离 5- 羟色胺（5-hydroxytryptamine，5-HT）较正常时低，容易导致胃肠道反应发生，出现不同程度的恶心呕吐、腹胀腹泻等，导致钾离子丢失增多。

3. 血液稀释性灌注　可导致机体内含水量增加，造成血液稀释性低血钾。

（二）临床表现

恶心、呕吐、嗜睡、乏力、食欲减退等。

（三）病情观察

■ 查房时需密切观察患者有无四肢软弱无力、厌食、恶心、呕吐、腹泻、腹胀等现象。

■ 补钾后及治疗恶心、呕吐、腹泻腹胀时需观察疗效及不良反应，同时密切关注生化检查结果。

（四）纠正低钾

■ 钾离子对血管刺激很大，可引起疼痛、血管损伤，在静脉给药时应选择直和粗的静脉血管，并使用静脉留置针，同时输液过程应加强巡视防止药液外渗。

■ 口服补钾可以降低患者输液的不适感，但需注意患者有无胃肠道刺激反应。

■ 多给予易吸收的食物，鼓励患者多吃新鲜蔬菜、水果，多摄取富含钾的饮食（如柳橙、香蕉等）。

计算钾的补充量

血钾正常值为 3.5～5.5mmol/L，成人每天需钾盐 3～4g。

需补充的钾量(mmol)=[血钾正常值(mmol/L)－血钾测得值(mmol/L)]×体重(kg)×0.3＋尿排钾量(每排 100mL 尿补钾 1～2mmol)

补钾方式和浓度的管理：一般采用口服钾，成人预防剂量为每天 3.0g 氯化钾缓释片(1.0g tid)，也可用枸橼酸钾以减轻胃肠道反应(1g 枸橼酸钾含钾 4.5mmol)。静脉用药方式是常用浓度为 5% 葡萄糖液配成 0.3% 的含钾液静脉滴入，速度不宜太快(一般慢于 1.5g/h)，见尿补钾(尿量多于 30mL/h 才可补钾)，不可静脉推注。补钾量视病情而定，作为预防通常成人补充氯化钾 3～4g/d，作为治疗则为 4～6g 或更多。

四、低钙血症

■ 血钙浓度一般维持在 2.25～2.75mmol/L，并以离子钙和结合钙两种形式存在(各占约 50%)。

■ 血浆中的不扩散钙，虽没有直接的生理效应，但它与离子钙之间处于一种动态平衡，并受血液 pH 的影响。

■ 临床中快速滴注盐水以及使用呋塞米、依他尼酸和皮质激素等药物可明显增加尿钙排出。

■ 大量快速输血时出现伤口渗血、抽搐等症状，不能用其他原因解释时也要考虑低钙血症，可参照生化指标、血气分析结果以补充钙剂，一般每输入全血 600～1000mL，或红细胞制品 3000mL 补充 1g 钙计算用量。

第二节 重视围术期患者的心功能

一、概述

■ 据统计，合并心血管疾病者约占老年髋部骨折患者的 50%，是导致患者病死率高、住院时间长、住院费用高的主要原因之一。

■ 老年人心肺功能储备明显降低，心肌供氧受限，左心舒张功能不全，加之疼痛等应激可进一步加重心肌氧的供需失衡和缺血，严重的可发生心功能不全甚至脑血管意外。

■ 术前通过相关的心血管功能检查结果及日常生活中的运动负荷能力，对心功能代偿情况进行正确的评估极为重要。

二、麻醉期的管理

（一）麻醉方式选择

■ 心功能不佳者对于麻醉选择原则是"安全、有效、稳定"，术中不引起心功能的极大紊乱，术后能够快速地恢复心功能状态。

■ 麻醉选择应该保持心肌供氧与需氧平衡和血流动力学平稳，既要减轻心肌抑制，又要能够抑制手术操作的应激反应，避免心脏事件的发生。

■ 硬膜外麻醉可阻滞交感神经，改善冠脉循环，减轻心脏前后负荷，对循环呼吸系统影响较小，因而连续硬膜外麻醉常用于伴有高血压和冠心病的患者。

■ 全身麻醉因其氧供充分，可增加冠状循环的携氧能力，较适用于缺血性心脏病患者，尤其是估计术中有血液大量丢失者。

■ 在麻醉前患者容易发生紧张情绪，更加影响心功能的状态，此时应予以心理疏导，必要时可酌情给予镇静药。

（二）麻醉药物选择

■ 麻醉药物对老年患者的心功能存在一定影响，尤其全麻诱导过程使用的药物对患者血流动力学和心功能产生巨大的影响。

■ 丙泊酚作为静脉麻醉药物具有起效快、作用时间短等优点，但对循环功能有较明显的抑制作用，可导致患者心率减慢、血压下降等。

■ 小剂量咪达唑仑具有中枢镇静作用，在麻醉效果满意的前提下不影响通气及循环功能，作用时间短，易苏醒，适合高龄患者的全麻诱导。

■ 依托咪酯是咪唑类衍生物，镇静作用良好，安全且起效迅速，优点较多，特别是麻醉诱导中易保持心血管系统稳定，诱导期舒适平稳，且无蓄积作用，可安全用于心肺功能较差或合并循环系统疾病的高龄患者的麻醉诱导和维持。

三、围术期的系统管理

■ 术前应全面询问现病史、既往史，并进行相关的体格检查，同时通过患者活动情况对低氧耐受能力来衡量患者的心功能，并通过相应的检查以观察患者心功能,评估患者的耐受情况及手术的危险因素(表2-2-1)。

■ 超声心动图是临床广泛选择的评价心脏功能手段,但不仅仅停留在评价左心室射血分数(left ventricular ejection fractions,LVEF),还应该观察左心室几何形态和结构的改变、室壁的情况、左心室舒张功能、评价肺动脉收缩压。

■ 某些心律不齐引起的心功能不全,其LVEF也正常(如房颤),其所导致的心功能不全是由于心房功能丧失和房室舒缩不协调所引起的,并非心排出量减少所致。

■ 对于心肺功能较差的患者,则可能由于心脏前负荷过多,超出心脏代偿能力,发生充血性心力衰竭,导致心功能障碍,因此,术中进行液体最优化管理可以降低术后并发症发生率及病死率,所以有人提倡个体化目标导向性液体治疗。

■ 对于心功能障碍的治疗除给予恰当的液体治疗外,也应包括强心、利尿、扩血管、控制液体进出量等常规治疗。

■ 确定为高危患者时可以择期手术或者延迟手术时间,同时可以适当进行术前治疗以改善患者的心功能状况,以更好应对手术创伤及麻醉的不良反应。

表2-2-1 ASA生理状况分类

类型	主要特点
ASA Ⅰ	正常健康人
ASA Ⅱ	患有轻度受控制的系统性疾病,而这疾病没有影响到正常活动,例如轻度糖尿病、轻度高血压等
ASA Ⅲ	有严重的系统性疾病,活动已受限限制,例如心绞痛、慢性支气管炎等
ASA Ⅳ	有功能不全性的系统性疾病,且已持续威胁到生命
ASA Ⅴ	垂死的病患,不论是否接受手术都不被预期会存活过24h
ASA Ⅵ	确诊为脑死亡,其器官拟用于器官移植术

心功能不全的管理

对伴有心脏疾病患者施行手术的死亡率明显高于非心脏病者,因此术前通过心功能相关检查结果及日常生活中运动负荷能力的判断,对心功能代偿情况进行准确评估极为重要,有时甚至需要外科医师、麻醉医师和内科医师共同对心脏危险因素进行评估与处理,对于心功能Ⅰ~Ⅱ级的患者,麻醉手术过程一般平稳,心功能Ⅲ～Ⅳ级的患者,近期经过心血管专科系统治疗、病情比较稳定亦可提高围术期的安全性,但是对于心功能不全患者需要充分沟通病情,并取得患者及其家属的配合。

第三节　注意预防呼吸系统并发症

一、概述

■ 据资料统计,围术期呼吸系统并发症发生率达到 2%～19%,严重影响患者术后的康复、住院时间及治疗费用。

■ 常见围术期呼吸系统并发症有肺部感染、肺不张、肺栓塞及慢性呼吸系统疾病的加重等。

■ 围术期呼吸系统并发症的预防和处理涉及术前评估和管理、术中麻醉的选择以及术后处理等问题。

二、麻醉期的管理

■ 术前无呼吸系统病史,肺储备功能和代偿能力较好的患者全麻后有望顺利恢复。

■ 术前已有肺部感染、合并慢性阻塞性肺疾病、咳嗽反射较弱者,全麻后可因低氧血症延长插管时间,加重肺部病情,同时静脉注射全身麻醉药物及肌松剂等均可抑制咳嗽反射,影响痰液的正常排除,给术后恢复带来困难。

■ 全麻时间长短与肺部感染密切相关,麻醉维持时间越长,感染机会相对越大。

■ 对于伴有呼吸系统疾病的老年髋部骨折患者而言,椎管内麻醉可以满足手术需要时,可作为首选麻醉方法。

三、围术期的系统管理

■ 对于新入院患者需要正确评估呼吸功能,包括吸烟史、意识、年龄、基础疾病、呼吸道是否有分泌物及胸部影像检查等内容,同时还要注意胸廓运动情况,如发现患者呼吸频率、节律异常,听诊双肺部有啰音及呼吸音不对称等情况时需要及时处理,做到及时发现及时治疗以降低围术期呼吸系统并发症的发生率。

■ 慢性阻塞性肺疾病（chronic obstructive pulmoriary disease，COPD）可显著增加围术期呼吸系统并发症发生率，并且呼吸系统并发症与COPD的严重程度相关，严重的COPD患者围术期呼吸系统并发症发生率高达23%，轻、中度患者的发生率为4%～10%。

■ 哮喘本身并非围术期呼吸系统并发症的重要危险因素，但是否有效控制哮喘与围术期呼吸系统并发症发生率密切相关。

■ 肺功能测定是评估患者能否耐受手术的重要措施，其对预测围术期呼吸系统并发症风险的作用尚待确定，但有助于诊断COPD等疾病，可以间接帮助减少围术期呼吸系统并发症的发生率。

■ X线胸片是临床常见的肺部检查方法，然而美国内科医师协会指出术前胸片对于预测围术期呼吸系统并发症风险的作用有限，只建议对那些年龄超过50岁、存在基础心肺疾病、将接受高风险手术的患者进行术前胸片检查。

■ 高龄患者体力差，往往咳嗽无力，痰液黏稠不易咳出，护理人员应鼓励患者做深呼吸、主动咳嗽，若心肺功能良好则让患者尽可能多饮水（每日可达2000mL），另外入院时即可行雾化干预。

肺功能不全的管理

无效咳嗽和呼吸道反射减弱会造成术后分泌物的贮留，增加细菌侵入和肺炎的易感性。胸部X线检查可以鉴别肺实质病变或胸膜腔异常；红细胞增多症可能提示慢性低氧血症；$PaO_2 < 8.0kPa$（60mmHg）和$PaCO_2 > 6.0kPa$（45mmHg），围术期肺并发症可能增加。对高危患者，术前肺功能检查具有重要意义，第1秒用力呼气容积（forced expiratory volume in one second，FEV_1）<2L时可能发生呼吸困难；$FEV_1\% < 50\%$提示肺重度功能不全，可能需要术后机械通气和特殊监护。

如果患者每天吸烟超过10支，那么停止吸烟极为重要，戒烟1～2周黏膜纤毛可恢复，痰量减少；戒烟6周可以改善肺活量。术前鼓励患者进行呼吸训练，可以增加功能残气量，减少肺部并发症。急性呼吸系统感染者，择期手术应推迟至治愈后1～2周，如是急症手术需加用抗生素，并且尽可能避免吸入麻醉。阻塞性呼吸道疾病者，围术期应用支气管扩张药，喘息正在发作者，择期手术应推迟。

第四节　重视老年患者肝功能异常

一、概述

■ 肝脏功能作用包括贮存糖原、分解红细胞、血浆蛋白的合成和解毒，以及体内物质在肝脏内进行重要的化学变化。

■ 各种肝损害因素均可引起不同程度的肝细胞损伤和肝功能障碍。

■ 肝功能异常会增加感染发生率以及对患者凝血功能存在一定影响。

■ 需要提高对肝功能异常的认识，加强严密监护，早期诊断，控制病情发展，积极防治并发症。

二、麻醉期的管理

■ 麻醉期间要加强监测，保持循环稳定和重要器官的灌流，防止通气期间出现低氧血症、酸中毒和过度通气。

■ 应尽量停用对肝脏有损害作用的药物，尽量选择对肝功能影响小的麻醉药物。

■ 有肝脏基础疾病者的麻醉药物代谢和肝血流量不同于一般患者，例如麻醉镇痛药和苯二氮䓬类的作用时间明显延长。

■ 手术操作时尽量缩短手术时间，减少术中出血和输血，若凝血功能异常，须及时应用新鲜血浆或补充纤维蛋白原、凝血酶原复合物等改善凝血功能。

三、围术期的系统管理

■ 入院时需要了解患者的既往史，排除肝脏疾病，术前全面评估患者肝功能，合理选择手术方案，尽量缩短手术时间，降低手术感染风险。

■ 目前大量研究表明，肝功能异常将会增加患者感染的发生率，因此，在围术期应提高对肝功能异常的认识，加强监护，早期诊断，控制病情发展，积极防治并发症以利于预防感染的发生率。

■ 肝功能异常的患者肝脏解毒能力相对差，长时间的毒素累积将使其他器官的功能受到影响，如伴有肝硬化和肾功能异常的患者，需要慎重使用含钠液体。

■ 肝功能异常容易出现糖原分解减少和糖异生作用障碍，可出现低血糖，严重者可出现休克或昏迷，但是输入过多葡萄糖则可导致高血糖和高胰岛素血症。另外，长期高血糖会加重肝细胞损伤，同时靶组织对胰岛素的敏感性下降，这将会影响患者抗感染能力和切口愈合的能力，因此，应严密监测血糖水平。

■ 为减少碳水化合物负荷，可用脂肪乳剂提供部分能量，但是过量输注脂肪乳可抑制单核 - 吞噬细胞系统功能，同时过量的脂肪和葡萄糖均能导致肝脏脂肪变性。目前，一般认为肝功能异常患者葡萄糖输入量应少于150g/d，脂肪乳的应用勿超过1g/（kg•d），总量不超过供应热量的40%，同时尽可能24小时持续缓慢输注，其中中长链乳剂是比较合适的选择。

■ 肝功能异常时常合并凝血功能紊乱，可出现血小板减少、纤维蛋白原水平降低、多种凝血因子缺乏、凝血活化和纤溶活性增强等。因此，对于肝功能异常者输注新鲜冷冻血浆（fresh frozen plasma，FFP）是补充凝血因子最合适的血制品，但有时需要联合输注凝血因子浓缩物和血小板。

> **肝功能不全的管理**
>
> 　　肝功能异常患者容易出现切口感染及凝血异常的现象，术前需要积极的预防以避免出现肝衰竭。术前准备时需要积极完善肝功、凝血功能等检查，同时需要评估患者肝储备功能及糖耐量等。积极治疗肝原发疾病以及引起胆道梗阻的疾病，慎用对肝脏损伤的药物，当出现休克、缺氧及脓毒症时需要密切关注肝功的变化，如血胆红素持续升高且已伴随升高的转氨酶下降，说明已发生肝衰竭，应及时积极治疗。

第五节　注意老年患者肾功能变化

一、概述

■ 正常人经肾脏排泄的溶质约为500mmol/d，而这所需的水分不得少于400mL/d，否则将产生排泄物蓄积中毒，而麻醉与手术刺激将会使分解代谢增强，经肾脏排泄的溶质也增加，因此，需要更高的最低尿量。

■ 肾功能不全患者容易出现高血压、贫血、营养不良等并发症，导致患者生活质量降低，心脑血管疾病的发病率和病死率增加。

▧ 急性肾功能不全患者病情复杂，变化快、病死率高，常合并水中毒、高血钾、氮质血症、代谢紊乱、营养失调、败血症等疾病，以致多器官衰竭，病死率高达 50%。

二、麻醉期的管理

▧ 术中麻醉的关键是维持血流动力学的稳定和纠正酸碱平衡、电解质紊乱。

▧ 术前急性高容血液稀释（acute hypervolemic hemodilution，AHH）并不影响肾小球的滤过和肾小管的浓缩稀释功能，也不存在长期的肾功能损害作用，且使用羟乙基淀粉液进行 AHH 是安全有效的。

▧ 麻醉药可使儿茶酚胺增加，外周动脉收缩，维持一定的血压，但肾血管阻力增加将会使肾功能下降。

▧ 吗啡使肾血流减少 9%，滤过率下降 17%，哌替啶使肾滤过率下降 21%～45%，且肾血流下降超过吗啡。

▧ 补充胶体建议使用白蛋白，晶体可用乳酸林格液。

三、围术期的系统管理

▧ 入院时需要评估患者是否低血压、少尿、高血肌酐、频繁服用升压药及高胆红素血症史等。

▧ 血肌酐水平是提示预后最有效的指标，术前血肌酐大于 44μmol/L 说明手术存在危险，血肌酐大于 177μmol/L 提示术后发生急性肾衰竭（acute renal failure，ARF）的可能性大，血肌酐大于 265μmol/L 则术后死亡的可能性大。

▧ 患者出现少尿、血肌酐、尿素氮进行性升高，首先应考虑肾前性原因，血压、中心静脉压、尿比重及尿钠等的监测有利于诊断。

▧ 肾功能轻度损害或中度损害患者对手术的耐受性影响不大，术前补充血容量、纠正水电解质和酸碱平衡失调，避免使用氨基糖苷类等肾毒性药物，肾功能改善后多能耐受一般手术。

▧ 重度肾功能损害患者术前应及时进行透析疗法，待血细胞比容达 30% 以上，血浆蛋白 60g/L 以上，BUN 小于 17.85mmol/L，肌酐小于 442.0μmol/L，血清钾小于 4.5mmol/L 时方可手术。

▧ 因循环容量不足导致肾灌注减少，排出的尿浓缩，比重大于 1.020，尿血浆渗透摩尔比值升高（>600mmol/L），尿钠浓度减少（<20mmol/L），则通过快速输液以恢复循环血量。

■ 因肾内性损害引起的少尿，尿呈低张性（＞400mmol/L），尿比重小于1.010，钠含量增高（＞40mmol/L），则应严格控制液体量。

■ 在没有证明血容量补足之前，不宜盲目使用利尿剂，否则有可能进一步加剧血容量不足，从而恶化肾功能。如果在快速补液后尿量仍不见增加，可试用血管扩张药以解除肾血管痉挛。

■ 肾功不良者术前2～3d应给予扩容，术前一日、术中及术后以呋塞米利尿，维持尿量2000～3000mL/d。若为少尿期则应控制水出入量平衡，心功不全者注意中心静脉压及肺动脉楔入压，必要时行血液滤过疗法。

急性肾衰竭的管理

　　麻醉、手术创伤都会加重肾的负担，急性肾衰竭的危险因素包括术前血尿素氮和肌酐升高，充血性心力衰竭、年老、术中低血压及使用肾毒性药物等。实验室检查血钠、钾、钙、磷、血尿素氮、肌酐等对评价肾功能很有帮助。术前准备应最大限度地改善肾功能，如果需要透析，应在计划手术24h以内进行。若合并其他肾衰竭的危险因素，选择对肾有关的药物如氨基糖苷类抗生素、非甾体类抗炎药和麻醉剂时都应特别慎重。如果是肾前性原因导致的肾衰竭及时纠正肾前原因，恰当的补充钠与水可以预防或减轻急性肾小管坏死的严重程度。

第六节　重视老年患者的胃肠功能

一、概述

■ 髋部骨折患者由于疼痛和躯体移动障碍容易造成胃肠道蠕动和吸收功能受到抑制，同时因排便环境改变、精神心理等诸多因素容易出现腹胀、食欲缺乏、便秘等胃肠道功能紊乱，造成营养状况不良，甚至诱发肠梗阻以及重要脏器并发症，从而影响康复和降低患者术后生活质量。

■ 手术对胃肠道虽无直接损伤，但手术后由于麻醉、手术创伤、水电解质失衡以及胃肠激素调节紊乱等均可不同程度抑制胃肠功能，导致胃肠蠕动减弱和消失，从而容易引起机体内环境紊乱及诱发各种并发症，如肠麻痹、肠梗阻等发生。

■ 老年患者随着年龄增长，脏器储备功能与代偿能力逐渐低下，更易引起胃肠功能障碍及术后各种并发症，据统计便秘发生率可高达 80% 以上，尤其在创伤后 1～5d 和术后 1～5d 便秘发生率最高，严重影响患者的术后康复。

二、麻醉期的管理

■ 硬膜外麻醉可阻断胸段传出交感神经纤维，但对副交感神经传出纤维无影响，同时硬膜外给予局麻镇痛药物可阻滞交感神经兴奋，并能扩张相应区域的胃肠道血管，改善微循环促进胃肠道新陈代谢，继而促进胃肠道功能恢复。

■ 阿片类药物的给药剂量直接影响术后肠麻痹持续时间。临床研究指出，阿片类药物能抑制消化液分泌，提升肠道平滑肌张力，减少肠道推进性蠕动，延迟排便感，最终延缓胃肠动力恢复。

■ 有研究结果表明，与单纯舒芬太尼静脉镇痛相比，舒芬太尼混合布比卡因在硬膜外镇痛时可减少 50% 的用药量，镇痛效果也很令人满意。

■ 胃肠道由于自身功能和结构特点，血液灌注较为丰富，同时对缺血、缺氧较为敏感，一些研究显示当组织缺氧时胃肠道黏膜最先受累，而当机体在缺氧状态改善后，胃肠黏膜的缺氧在最后才得到缓解，因此在术中控制性降压时需要注意胃肠道功能的紊乱。

三、围术期的系统管理

■ 入院时医护人员通过与患者建立良好的医护患关系，取得患者的信任可以消除患者的紧张与焦虑情绪，避免因精神、心理因素刺激而引起的便秘，同时向患者及家属解释便秘对人体的危害以引起患者对便秘有足够的重视。

■ 按照中医"治未病"理念，从入院开始由责任护士按照评估、计划、实施、评价的程序来护理患者，通过培养患者定时排便习惯及通过饮食指导、物理干预等手段解决患者存在或潜在便秘的问题。

■ 围术期开展早期肠内营养、服用胃动力药物、中药灌肠等优化综合治疗措施干预能够有效促进术后胃肠功能恢复，加速患者康复。

■ 低钾血症会使肌细胞兴奋性下降，失去正常舒、缩功能，继而使胃肠道蠕动减慢，因此，术后早期注意补钾不仅有利于防止低钾血症，而且对促进胃肠功能的早期恢复具有重要意义。

■ 在低镁血症状态下胃内平滑肌内钙离子浓度更高，平滑肌收缩进一步加强，患者胃内压增加而出现呕吐表现，低镁血症的消化系统症状还可以表现为厌食、恶心、咽下困难等。

■ 患者有效的早期活动可促进胃肠蠕动，加快新陈代谢，改善胃肠胀气，促进营养及药物吸收，缩短肛门排气时间，增进食欲，促进胃肠功能恢复。

■ 相关研究表明，患者内环境中前白蛋白、转铁蛋白和血浆白蛋白水平明显升高，胃泌素水平亦明显升高，可缩短肛门首次排气时间，并且围术期的处理能够影响患者术后胃肠功能的恢复。

■ 术后早期进食可因食物对口腔、咽、食管、胃的机械刺激使迷走神经兴奋，使胃肠反射性蠕动增强，刺激胃肠道释放激素，通过体液调节增强小肠蠕动，促进胃肠功能恢复，另外经口进食过程中还包括视觉、嗅觉、味觉对大脑皮质的刺激，引起条件反射导致胃肠兴奋。

■ 咀嚼可以促使胃肠道兴奋而激发相应的反射行为，增加胃肠蠕动以及消化液的分泌，促进术后胃肠功能恢复，并且有研究表明术后咀嚼口香糖对胃肠功能恢复是有效的。

营养不良的管理

营养不良的患者常伴有低蛋白血症，往往与贫血、血容量减少同时存在，使其耐受失血、低血容量的能力降低。低蛋白状况可引起组织水肿，影响切口愈合。因病致体重下降大于 20% 者，不仅死亡率上升，而且术后感染率也会增加 3 倍。因此，术前尽可能予以纠正。如果血浆白蛋白测定值低于 30g/L 或转铁蛋白小于 0.15g/L，则需术前行肠内或肠外营养支持。

第七节 老年患者围术期血压管理

一、概述

■ 随着人们饮食结构的变化、生活节奏的加快及平均寿命的提高，合并高血压的老年髋部骨折患者也越来越多。

■ 受医院环境影响，患者情绪将会变得比平常紧张或焦虑，而较长时间或反复的负面情绪变化将会导致血压升高。

■ 围术期各种不良刺激对老年高血压患者的影响明显高于正常手术患者和非老年高血压手术患者。

■ 血压波动较大或是过高不仅会增加术中以及术后大出血几率，影响术后伤口愈合情况，而且会导致其他并发症如脑血管意外、肺栓塞、消化道出血等。

二、麻醉期的管理

■ 麻醉期高血压的主要风险为心律失常、心肌缺血、心肌梗死、心力衰竭以及一过性或永久神经系统并发症。

■ 患者进入手术室或麻醉前若存在紧张焦虑等不良情况，则麻醉前应给予充分镇静。

■ 硬膜外麻醉可降低血压，局麻药中以不加升压药为宜。

■ 全麻诱导时不宜选用使血压上升的药物如氯胺酮等，选用异丙酚、芬太尼等对心血管有负性作用的药物有利于降低血压。

■ 咪达唑仑对循环呼吸抑制轻微且短暂，应用于围术期如情绪紧张、麻醉诱导、气管插管、手术刺激出现的心动过速和血压升高中安全可靠。

■ 手术过程中应严密监控患者各项生命体征，及时补充有效血容量，维持血流动力学及内环境稳定，防止血压波动过大。

术前降压药物的管理

高血压患者术前应继续服用降压药物，避免戒断综合征。血压在160/100mmHg 以下，可不必作特殊准备。血压过高者（>180/100mmHg），术前应选用合适的降血压药物，使血压平稳在一定水平，但不要求降至正常后才做手术。对原有高血压病史，进入手术室血压急骤升高者，应与麻醉师共同处理，根据病情和手术性质，抉择实施或延期手术。

三、围术期的系统管理

■ 对于新入院患者，应正确测量和记录血压，并对高血压的程度做出判断，询问高血压病史及近期有无并发症、服药情况等。

■ 对入院时有紧张、焦虑等不良情绪的患者，应积极开展心理护理，在常规降压治疗的基础上，合理使用氟哌噻吨美利曲辛等抗焦虑的药物治疗，夜间可以给予艾司唑仑改善患者的睡眠。

■ 在控制血压的同时也要对高血压并存疾病和生理紊乱进行治疗与纠正。

■ 出院时应让患者及家属了解高血压相关知识,适当控制钠盐摄入,注意平时起居等生活习惯,注重劳逸结合,合理安排生活,定期测量血压。

降压药物的选择

(1)常规治疗药物:α受体阻滞剂、β受体阻滞剂、利尿剂、钙拮抗剂、血管紧张素Ⅱ受体拮抗剂(angiotensin Ⅱ receptor blocker, ARB),血管紧张素转换酶抑制剂(angiotensin converting enzyme inhibitors, ACEI)等。

(2)用药周期较长的患者建议选用中、长效制剂,比如美托洛尔、替米沙坦等,这样血压控制较为平稳,但缺点是起效较慢。

(3)需要缩短住院时间,尽可能缩短血压调整时间,可以选用起效快的降压药,如硝苯地平、洛汀新片、卡托普利片等。

(4)β受体阻滞剂可以减慢心率,阻滞心脏的房室传导,还能收缩支气管平滑肌,使呼吸阻力增加,全麻患者应尽量避免术前使用该类药物。

围术期血压控制原则

(1)术前继续服用β受体阻滞剂和钙通道阻断剂,停用血管紧张素转换酶抑制剂及血管紧张素受体拮抗剂。

(2)血压控制目标:一般认为患者年龄≥60岁,血压控制目标<150/90mmHg,患者年龄<60岁,血压控制目标<140/90mmHg;糖尿病和慢性肾病患者,血压控制目标<140/90mmHg。

(3)目前尚无延期手术的高血压阈值,原则上轻、中度高血压(不高于180/110mmHg)不影响手术进行,术中血压波动幅度不超过基础血压的30%。

(4)对严重高血压合并威胁生命的靶器官损害,应在短时间内采取措施改善生命脏器功能,如高血压合并左心衰,高血压合并不稳定心绞痛或变异型心绞痛,合并少尿型肾衰竭,合并严重低钾血症(<2.9mmol/L)。

(5)对进入手术室后血压仍高于180/110mmHg的择期手术患者,建议推迟手术。若患者有选期手术需要,应在征得家属同意的情况下手术。

中国心胸血管麻醉学会. 围术期高血压管理专家共识. 临床麻醉学杂志,2016,32(3):295-298.

第八节 老年患者围术期血糖管理

一、概述

▣ 随着饮食结构的改变,合并糖尿病的患者数量在迅速增加。

▣ 创伤会导致机体发生应激反应,通过下丘脑-垂体-肾上腺轴使血液中的儿茶酚胺和糖皮质激素升高,加上创伤后机体胰岛素拮抗作用增强,胰岛素分泌减少,最终可导致患者血糖水平升高。

▣ 术后第1d血糖大于12.2mmol/L者感染的发生率比血糖较低者高2.7倍。

▣ 糖尿病造成的代谢紊乱和免疫功能障碍,将会增加麻醉及手术的危险性。

▣ 有效控制血糖可减少术后感染机会,促进伤口愈合,降低手术的并发症和病死率。

二、麻醉期的管理

▣ 麻醉与手术操作都可造成糖尿病患者的血糖升高,这与手术区域神经冲动传入有关,也与麻醉方法和所用药物有关。

▣ 麻醉剂可使血糖升高0.55~2.75mmol/L,而全身麻醉较椎管内麻醉对血糖影响更大。

▣ 一般中小手术可使血糖升高1.11mmol/L,大手术可使血糖升高2.08~4.48mmol/L。

▣ 切皮后1h至术后2h血糖明显高于术前,但术中保持血糖稍高于正常水平可有效避免发生低血糖,有利于患者平稳度过手术期。

▣ 建议术中血糖控制在8.0~10.0mmol/L为宜(8.5mmol/L左右)。

▣ 术中至少每小时监测1次血糖,对于术前血糖波动较大的患者可每半小时测定1次,以便于保持血糖相对平稳,更有利于及时发现低血糖情况。

▣ 对于手术时间预计超过2h、血糖波动较大者,可使用等渗盐水加短效胰岛素静脉滴注以控制血糖。

术前控制血糖药物的管理

对糖尿病患者的术前评估包括糖尿病慢性并发症（如心血管、肾疾病）和血糖控制情况，并作相应处理：

（1）仅以饮食控制病情者，术前不需特殊处理。

（2）口服降糖药物的患者，应根据所服药物及血糖状况来选择停药时间，如磺脲类和格列奈类口服降糖药可能造成低血糖，术前应停用至少24h；二甲双胍有引起乳酸酸中毒的风险，肾功能不全者，术前停用24～48h；禁食患者需静脉输注葡萄糖加胰岛素维持血糖轻度升高状态（5.6～11.2mmol/L）较为适宜。

（3）平时使用胰岛素者，术前应以葡萄糖和胰岛素维持正常糖代谢，在手术日晨停用胰岛素。

（4）伴有酮症酸中毒的患者，需要接受手术治疗，应当尽可能纠正酸中毒、血容量不足以及电解质失衡。

三、围术期的系统管理

■ 首先应明确糖尿病诊断，尤其是无糖尿病病史患者，要常规检测清晨空腹血糖。当患者有血糖异常或多饮、多食、多尿和消瘦等糖尿病症状时，必须口服葡萄糖耐量试验（oral glucose tolerance test，OGTT）以明确诊断，同时每天监测血糖波动情况。

■ 血糖波动较大的口服降糖药患者，应及早改用皮下注射短效胰岛素的方法控制血糖；常规注射胰岛素的患者，则应根据血糖情况调整胰岛素用量。

■ 对于血糖控制较好的患者，无论胃肠功能是否正常，都推荐手术前3d开始（至少提前2d）停用口服降糖药物和中长效胰岛素，改用短效胰岛素皮下注射控制血糖，以免手术过程中出现较大的血糖波动。

■ 术后早期由于麻醉、手术创伤未完全恢复，加之疼痛等因素很容易导致患者出现血糖波动，同时由于麻醉药的残留效应和止痛药的应用，容易掩盖低血糖症状，所以术后早期密切监测血糖十分重要。术前血糖波动大者可每2h监测1次，对于血糖较平稳者可每4～6h监测1次，尽量使血糖控制在8.0～12.0mmol/L。

■ 对于空腹血糖大于10.0mmol/L或随机血糖大于13.9mmol/L或术前糖化血红蛋白大于9mmol/L者应推迟手术，酮症酸中毒、高渗昏迷属于手术禁忌，但对于急性心肌梗死、脑出血或脑梗死急性期患者应适当放宽控制目标。

■ 有效地控制血糖并不等同于血糖必须降至正常范围，血糖波动过大或低血糖都有可能比高血糖具有更大的危害性，血糖稳定才是最重要的。

血糖高不一定可怕，可怕的是血糖变异性变化

血糖变异性高指血糖由一个波峰到另一个波峰，其梯度改变明显。如果患者血糖总是动荡变化，就容易产生酮症酸中毒，其死亡率往往较高，所以血糖变异性波动更要引起高度重视。

围术期血糖管理原则

（1）糖化血红蛋白（HbA1c）可反映采血前 3 个月的平均血糖水平，可用于术前筛查糖尿病和评价血糖控制效果，对既往无糖尿病病史者，如果年龄≥45 岁或体重指数（BMI）≥25kg/m²，同时合并高血压、高血脂、心血管疾病、糖尿病家族史等高危因素者，推荐术前筛查 HbA1c，HbA1c≥6.5% 即可诊断糖尿病；既往已有明确糖尿病病史的患者，HbA1c≤7% 提示血糖控制满意，围术期风险较低；HbA1c≥8.5% 者建议考虑推迟择期手术；单纯应激性高血糖者 HbA1c 正常；注意贫血、近期输血等因素可能干扰 HbA1c 测量的准确性。

（2）术前控制餐前血糖≤7.8mmol/L，餐后血糖≤10.0mmol/L；对于术前血糖长期显著增高者，可适当放宽术前血糖目标上限至空腹≤10.0mmol/L，随机或餐后 2h≤12mmol/L，注意围术期血糖不宜下降过快。

（3）入院前长期胰岛素治疗者，方案多为控制基础血糖的中长效胰岛素联合控制餐后血糖的短效胰岛素皮下注射。长时间大手术者，手术日换用短效胰岛素持续静脉泵注控制血糖；短时间小手术者，手术当日可保留中长效胰岛素，剂量不变或减少 1/3～1/2，停用餐前短效胰岛素。

（4）避免术前不必要的长时间禁食，糖尿病患者择期手术应安排在当日第一台进行，禁食期间注意血糖监测，必要时输注含糖液体。

（5）围术期血糖监测频率正常饮食的患者监测空腹血糖、三餐后血糖和睡前血糖，避免出现低血糖，如血糖≤3.9mmol/L 时则每 5～15min 监测一次，直至低血糖得到纠正。

中华医学会麻醉学分会. 围术期血糖管理专家共识（快捷版）. 临床麻醉学杂志，2016，32（1）：93-96.

参 考 文 献

1. 赵喜荣,黄丽华. 老年髋部骨折 129 例术后低钠血症的观察与护理. 中国误诊学杂志, 2010,10(29):7182-7183.

2. Grant P,Ayuk J,Bouloux PM,et al. The diagnosis and management of inpatient hyponatremia and SIADH. Eur J Clin Invest,2015,45(8):888-894.

3. Verbalis JG,Goldsmith SR,Greenberg A,et al. Diagnosis,evaluation,and treatment of hyponatremia:expert panel recommendations. Am J Med,2013,126(10):S1-42.

4. Spasovski G,Vanholder R,Allolio B,et al. Hyponatremia diagnosis and treatment clinical practice guidelines. Nefrologia,2017,37(4):370-380.

5. 栾正刚,马晓春. 围手术期肝功能障碍类型及处理. 中国实用外科杂志,2014,34(2): 123-127.

6. Idrovo JP,Yang WL,Jacob A,et al. Inhibition of lipogenesis reduces inflammation and organ injury in sepsis. J Surg Res,2016,200(1):242-249.

7. Wimmer MD,Randau TM,Friedrich MJ,et al. Outcome predictors in prosthetic joint infections--validation of a risk stratification score for prosthetic joint infections in 120 cases. Acta Orthop Belg,2016,82(1):143-148.

8. 王东伟,左会明,曾凡荣. 围手术期高容血液稀释对老年手术患者肾功能的影响. 中国输血杂志,2009,22(10):818-819.

9. 多学科围手术期气道管理专家共识(2016 年版)专家组. 多学科围手术期气道管理专家共识(2016 年版). 中国胸心血管外科临床杂志,2016,23(7):641-645.

10. Hovaguimian F,Lysakowski C,Elia N,et al. Effect of intraoperative high inspired oxygen fraction on surgical site infection,postoperative nausea and vomiting,and pulmonary function: systematic review and meta-analysis of randomized controlled trials. Anesthesiology, 2013,119(2):303-316.

11. Goodman SM,Figgie M. Lower extremity arthroplasty in patients with inflammatory arthritis: preoperative and perioperative management. J Am Acad Orthop Surg,2013,21(6):355-363.

12. 中国老年医学学会高血压分会. 高龄老年人血压管理中国专家共识. 中国心血管杂志,2015,20(6):401-410.

13. 施仲伟,冯颖青,林金秀,等. 高血压患者心率管理中国专家共识. 中国医学前沿杂志(电子版),2017,9(8):29-37.

14. Wijeysundera DN,Duncan D,Nkonde-Price C,et al. Perioperative beta blockade in noncardiac

surgery: a systematic review for the 2014 ACC/AHA guideline on perioperative cardiovascular evaluation and management of patients undergoing noncardiac surgery: a report of the American College of Cardiology/American Heart Association Task Force on practice guidelines. J Am Coll Cardiol，2014，64（22）：2406-2425.

15. Belmont PJJr，Goodman GP，Kusnezov NA，et al. Postoperative myocardial infarction and cardiac arrest following primary total knee and hip arthroplasty：rates，risk factors，and time of occurrence. J Bone Joint Surg Am，2014，96（24）：2025-2031.

16. 中国心胸血管麻醉学会. 围术期高血压管理专家共识. 临床麻醉学杂志，2016，32（3）：295-298.

17. 中华医学会麻醉学分会. 围术期血糖管理专家共识（快捷版）. 临床麻醉学杂志，2016，32（1）：93-96.

18. Stryker LS，Abdel MP，Morrey ME，et al. Elevated postoperative blood glucose and preoperative hemoglobin A1C are associated with increased wound complications following total joint arthroplasty. J Bone Joint Surg Am，2013，95（9）：808-814：S1-2.

19. Cornelius BW. Patients with type 2 diabetes：anesthetic management in the ambulatory setting：part 2：pharmacology and guidelines for perioperative management. anesth prog，2017，64（1）：39-44.

20. 许樟荣. 住院患者高血糖的管理. 中国糖尿病杂志，2011，19（11）：877-881.

21. 李强，潘红艳. 非急诊手术糖尿病患者围手术期的血糖管理. 中国实用内科杂志，2010，30（9）：782-285.

22. Ahluwalia A，Baliarsinha AK，Gupta SB，et al. Consensus evidence-based guidelines for management of hyperglycaemia in patients undergoing coronary artery bypass grafting in patients with diabetes in India. J Assoc Physicians India，2014，62（7 Suppl）：42-48.

第三章　老年髋部骨折的规范管理

> ■ 管理原则：
> ● 以患者为中心，多学科协助诊治。
> ● 持续质量监控，规范各阶段诊疗。

第一节　老年患者骨质疏松的管理

一、概述

■ 据报道，骨折急性期患者制动后每周的骨丢失量约占骨总量的1%，相当于正常人1年的生理性骨丢失量，2周内每24h的尿钙排出量增加40%，因此合理的功能锻炼具有重要意义。

■ 数据显示，坚持抗骨质疏松治疗的依从性在第6、12和24个月分别为70%、59%和4%，同时数据研究还提示漏服一半剂量的抗骨质疏松药物，会减少90%以上的骨保护效果。

■ 手术使用内固定（假体）后可能会出现局部"应力遮挡"效应及内外骨膜血管的损伤可导致局部快速骨丢失，在内固定物周围可发生局部骨质疏松，容易导致内固定物的稳定性变差，内固定物及植入物容易松动或脱出，从而陷入"骨折 - 快速骨丢失 - 再骨折"的恶性循环中，发生首次髋部骨折后，每年会有10%～14%的患者再次发生骨折。

■ 必须强调的是老年髋部骨折的骨质疏松管理是对骨折再发生的预防，而不是针对骨折愈合或不愈合的治疗。

二、有效措施

（一）均衡营养

■ 均衡营养和适量蛋白质的摄入是老年骨质疏松性骨折生活方式管理的基础。

■ 有文献报道，高蛋白质饮食可能对骨骼健康不利，因为过量的氨基酸负荷可能会引起骨骼钙的释放而导致骨质流失。也有研究表明，健康成人的膳食蛋白质摄入量和骨骼健康之间的关系无负相关性，而膳食蛋白质增加和骨量上升存在轻微的正相关性。

■ 口服消化能力差或蛋白质摄入不足的老年人，被推荐的健康饮食包括乳制品（主要是脱脂的）、水果、蔬菜以及足量的鱼、肉。

（二）锻炼身体

■ 锻炼身体是老年骨质疏松性骨折生活方式管理的最主要内容。

■ 大样本的前瞻性研究表明，平时身体锻炼不足是髋部骨折发生的主要原因，中等或较高强度的身体锻炼可降低 20%～42% 的髋部骨折风险。

■ 研究还发现，身体锻炼的机械负荷可显著改善股骨颈结构从而增加骨强度，长期的一般强度运动既可维持股骨近端骨密度，还可增强肌力，改善平衡，降低跌倒风险。

（三）补足钙剂

■ 补充足量钙和维生素 D 是降低老年骨质疏松性骨折的基础保障。

■ 维生素 D 是钙剂在肠道被有效吸收的保障，补充足量的钙和维生素 D 可改善骨矿化、降低骨吸收、纠正平衡性，是老年骨质疏松性骨折干预的重要基础措施。

■ 大多数文献主张每天补充 1000～1200mg 钙剂和 800～1000IU 维生素 D，也有文献指出每天口服 800IU 维生素 D 或更多时可提高肌肉力量，改善神经肌肉的协调性，显著降低跌倒几率，降低髋部骨折风险。

■ 维生素 D 多储存在脂肪里，加之半衰期为 3 周，因此可以每个月或每 4～6 个月补充 1 次维生素 D，同时也不提倡每年 1 次大剂量补充维生素 D。

三、系统规范化管理

自患者入院时即对骨质疏松症进行早期诊断、评估，将骨密度检测作为常规诊查项目，对患者进行早期治疗，应用医护配合模式，通过医护间的密切配合,为患者提供多种形式的健康教育活动。在患者出院时,护理人员对患者出院后需服用的抗骨质疏松药物进行详细的讲解,使患者了解药物的作用,掌握正确的服药方法和注意事项。

第二节　老年患者围术期疼痛管理

一、概述

■ 疼痛被称为五大生命体征之一,是骨科患者常见的临床症状,会影响人体各器官系统的功能。

■ 疼痛会增加患者的身心痛苦,引起恐惧、焦虑、抑郁等不良情绪,影响术后患者机体功能的恢复,且有可能延长患者卧床时间、增加并发症。

■ 传统的围术期疼痛管理比较被动,一般在患者产生主观疼痛感受后再给予药物干预,存在明显的滞后性,对老年髋部骨折患者多样化的不良反应控制欠佳,甚至可产生认知功能障碍。

二、有效措施

(一)超前镇痛

■ 超前镇痛是指在伤害性刺激发生前给予镇痛治疗,阻断伤害性刺激传入中枢神经系统,从而减轻伤害后疼痛。

■ 超前镇痛实质是减少有害刺激传入所导致的外周和中枢敏感化,以抑制神经元可塑性变化,并不特指在"切皮前"所给予的镇痛。

■ 超前镇痛可通过阻断痛觉传导过程中一个或几个步骤的途径来实现,即利用各种方法(口服非甾体类抗炎药或阿片类药物、外周局部麻醉药浸润、神经阻滞、硬膜外或鞘膜内阻滞、术后患者自控镇痛等)在痛觉传导的各个过程进行干预,预防外周或中枢神经敏感化,达到超前镇痛的目的。

■ 可联合应用不同作用机制的镇痛药物和(或)使用多种镇痛方式作用于疼痛病理生理机制的不同时相和不同靶位,以减少外周和中枢致敏,达到创伤后镇痛和减少镇痛药用量的目的。

(二)多模式镇痛

■ 多模式镇痛是采用不同作用途径的方法进行镇痛,以最小的副作用达到最佳的镇痛效果。

■ 联合镇痛的方法即联合应用作用机制不同的药物，发挥镇痛的协同和相加的作用，降低单一药物的剂量和不良反应，同时可以提高对药物的耐受性，加快起效时间和镇痛效果。

■ 任何一种药物都有其副作用及有限性，只有通过使用多模式镇痛方法才可以让老年患者更安全地度过围术期。

镇痛药物的联合应用

（1）阿片类药物或曲马多与对乙酰氨基酚联合：每日使用 1.5～2.0g 的对乙酰氨基酚，在大手术后可减少阿片类药物用量 20%～40%。

（2）对乙酰氨基酚和非甾体抗炎药（nonsteroidal antiinflammatory drugs，NSAIDs）联合：两者各使用常规剂量的 1/2，可发挥镇痛相加或协同作用。

（3）阿片类或曲马多与 NSAIDs 联合：在大手术后使用常规剂量的 NSAIDs 可减少阿片类药物用量 20%～50%，尤其是可能达到患者清醒状态下的良好镇痛。

（4）阿片类药物尤其是高脂溶性的芬太尼或舒芬太尼与局麻药联合用于患者自控镇痛（patient-controlled analgesia，PCA）。

（5）氯胺酮（尤其右旋氯胺酮）、曲马多、加巴喷丁、普瑞巴林以及 α_2 肾上腺素能受体激动药可乐定硬膜外给药或小剂量右美托咪定等术前应用，也可减少手术后疼痛和减少手术后阿片类药物的用量。

（6）偶尔可使用 3 种作用机制不同的药物实施多靶点镇痛。

中华医学会麻醉学分会. 成人手术后疼痛处理专家共识. 临床麻醉学杂志，2017，33（9）：911-918.

（三）个体化管理

■ 个体化疼痛管理模式是一种新型的护理管理模式，主要是通过对患者的疼痛进行定期评估，制订个体化的疼痛护理管理方案，并将方案落到实处。

■ 针对不同患者对疼痛和镇痛药物反应上存在个体差异的特点而使用因人而异的镇痛方法，不套用固定的药物、剂量、途径及用药时间的方案。

■ 个体化疼痛管理方案在骨科无痛病房中能有效减轻疼痛，减少止痛药物的使用，降低其所产生的不良情况，缩短住院时间，提高患者满意度。

> **NSAIDs 的使用注意事项**
>
> （1）术前使用环氧化酶（cyclooxygenase，COX）-2 抑制剂（如口服塞来昔布或静脉注射帕瑞昔布）可发挥抗炎、抑制中枢和外周敏化作用。
>
> （2）NSAIDs 均有"封顶"效应，故不应超量给药。
>
> （3）缓慢静脉滴注不易达到有效血药浓度，应给予负荷量再给维持量。
>
> （4）氟比洛芬酯，酮咯酸等可与阿片类药物联合泵注给药，维持有效药物浓度。
>
> （5）除对乙酰氨基酚等少数药物外，NSAIDs 的血浆蛋白结合率高，故不能同时使用两种药物，但同类药物中一种药物效果不佳，可能另外一种药物仍有较好作用。

三、系统规范化管理

从 2012 年起我们通过建立无痛病房来减轻骨科围术期患者疼痛，实施以护士为主体的医师、护士、康复师相结合的疼痛管理模式，将疼痛评估纳入护理常规，以责任护士为主体，在疼痛管理小组的指导下，责任护士兼任疼痛护士，进行患者疼痛认知的教育、持续疼痛的评估及记录，提供非药物疼痛治疗方法、监督实施镇痛方案、评价镇痛效果、协助管理患者自控镇痛（patient controlled analgesia，PCA），按疼痛管理流程"评估—教育—评价—预先制订镇痛方案—持续效果评价"规范疼痛管理。

新入院及术后患者均需进行疼痛评估，突发疼痛按三阶梯镇痛工作模式执行，即疼痛评分 1～3 分时由非药物疼痛治疗方法缓解疼痛；疼痛评分 4～6 分时，护士采用由非药物疼痛治疗方法缓解疼痛，同时督促值班医师临时使用镇痛药；疼痛评分大于 7 分时，护士督促值班医师临时使用镇痛药并及时报告方案预订者修改长期镇痛方案；疼痛评估后立即填写疼痛评估沟通表，并按记录顺序向医师汇报信息并提出建议（表 3-2-1）。

表 3-2-1　三阶梯用药模式

三阶梯用药模式	
轻度疼痛（1～3 分）	应用非阿片类药物，选择性 COX-2 抑制剂加物理治疗加心理支持
中度疼痛（4～6 分）	上述基础上加用阿片类药物，如氨酚曲马多、丁丙诺啡透皮贴等
重度疼痛（7～10 分）	上述基础上加用局部外周神经阻滞和缓释阿片类药物

术后疼痛管理

术后疼痛管理包括术后预防性镇痛和术后疼痛治疗两部分，首先应采取预防性镇痛，若术后疼痛视觉模拟评分法（visual analogue scale，VAS）评分≥3分，则立刻转为疼痛治疗。术后疼痛管理的具体措施包括：①冰敷、抬高患肢、减轻炎症反应；②使用传统 NSAIDs 或选择性 COX-2 抑制剂药物镇痛，包括口服给药（双氯芬酸钠、塞来昔布、洛索洛芬钠等）、静脉或肌内注射（帕瑞昔布、氟比洛芬酯等）；③根据情况选择 PCA 镇痛；④使用催眠药或抗焦虑药物，催眠药如氯硝西泮、地西泮、阿普唑仑、艾司唑仑或唑吡坦，抗焦虑药在精神科医师指导下应用如帕罗西汀、舍曲林、西肽普兰、复方制剂氟哌噻吨美利曲辛片等；⑤疼痛重时联合阿片类药物镇痛，包括曲马多、羟考酮口服或吗啡肌内注射；⑥其他围术期处理：加强肌力锻炼，早期下地活动，减轻患者心理负担等。

国家卫生计生委公益性行业科研专项关节置换术安全性与效果评价项目组. 中国髋、膝关节置换术加速康复—围术期疼痛与睡眠管理专家共识. 中华骨与关节外科杂志, 2016, 9（2）: 91-97.

第三节　注意预防围术期血栓

一、概述

▧ 据统计，髋部骨折围术期的深静脉血栓发生率约为 31.0%，如果未及时予以有效的治疗而出现栓子脱落将会导致肺栓塞，危及生命。

▧ 老年患者常合并多系统、多器官功能衰退或器质性病变，加之长期卧床、静脉回流减慢，可使下肢血流处于相对淤滞状态，容易导致下肢深静脉血栓形成。

▧ 创伤使机体处于应激状态，可导致交感 - 肾上腺髓质系统兴奋，血浆中儿茶酚胺浓度增高，血小板数量增多且聚集性增强，血浆中纤维蛋白原和凝血因子Ⅷ含量也显著增高，使血液呈高凝状态。

▧ 有研究表明，合并有心脑血管疾病、糖尿病、高血压的患者，深静脉血栓形成的风险性增加。

▪ 术前应该重视全身疾病的评估，加强相关科室的协同治疗，应用多种方法协同预防深静脉血栓的形成。

二、有效措施

（一）早期检查

▪ 彩色多普勒超声诊断下肢深静脉血栓的敏感性为 93.0% 以上，特异性为 99.0%，准确性为 97.6%。

▪ 彩色多普勒超声检查有时也存在一定的局限性，如高位血栓等，因此，结合 D- 二聚体水平的动态观察对于评估术中术后血栓的发展方向也尤为重要。

▪ 老年髋部骨折患者 D- 二聚体常呈阳性（$< 500\mu g/L$ 基本可排除血栓），但是如果 D- 二聚体水平呈现逐渐上升则表明体内有凝血酶生成及继发性纤溶酶活性的增强，出现血栓的可能性较大。

▪ 一般认为动态监测 D- 二聚体水平是监测血栓形成的简便而有效的方法。

（二）麻醉选择

▪ 全麻较硬膜外麻醉更容易对血小板膜糖蛋白产生激活作用，导致血小板出现聚集。

▪ 全麻过程中使用的丙泊酚和瑞芬太尼等药物对炎性细胞因子的分泌有一定的抑制作用，而越来越多的证据表明炎性细胞因子可以从多个靶点引发和参与静脉血栓形成，并在其病程进展中起重要作用。

▪ 连续硬膜外麻醉可使阻滞平面以下的血管壁舒张，增加下肢动脉血供及静脉中血液流速，对于预防血栓形成具有重要意义。

▪ 硬膜外麻醉中使用的利多卡因部分吸收进入到患者的血液之中，可以减少血小板黏附、聚集和释放而达到抑制凝血的效果。

▪ D- 二聚体水平持续较高者选择全麻时需要慎重排除血栓的形成，选择硬膜外麻醉对于预防血栓形成更为安全。

（三）早期干预

▪ 髋部骨折围术期深静脉血栓的高发期是在术后 1～4d，先兆常为腿部逐渐加重的疼痛，呈持续性，且在活动、行走时加剧，局部栓塞处水肿，与健肢对比明显不对称，继续进展可以出现皮肤发绀、皮肤温度升高、Humans 征阳性。

▪ 术后伤口周围轻度肿胀属于正常现象，但要及时观察患肢的皮温、颜色、活动度、肿胀程度以及浅静脉充盈情况，如出现肢体远端向近心端发展的凹陷性水肿并伴有浅静脉充盈、皮肤青紫及潮红等症状为静脉淤滞所致。

▨ 术后 2 周内应密切观察体温变化，若患者体温在术后第 2 周仍在 37℃ 以上，应 2 小时测 1 次体温，观察患者的发热曲线图来分析发热的原因，不明原因的低热应警惕血栓形成。

▨ 心律失常患者容易出现血栓，且栓子容易脱落，需要密切观察，必要时及早进行下腔滤网植入术。

▨ 如果出现胸闷、胸痛、发绀、呼吸困难、大汗淋漓，应警惕下肢深静脉血栓形成（deep vein thrombosis，DVT）继发肺栓塞。

▨ 大剂量的低分子肝素需严格定量，并要严密监测凝血功能，其易引起注射部位局部毛细血管破裂伴发瘀斑、瘙痒及灼热感，导致患者依从性差。

华法林的桥接抗凝方法

髋关节置换术患者合并心房颤动、心脏瓣膜置换术或其他心脏病术前应用华法林治疗，具体桥接抗凝方法：①在髋关节置换术前需暂时停用华法林至凝血功能接近于正常。若非急诊手术，建议术前 5d 停用华法林，术前 1d 检测 INR，使术前 INR 降低至 1.5 以下。②停用华法林期间推荐给予治疗剂量的低分子肝素或普通肝素皮下或静脉注射进行桥接抗凝，并于停用华法林后第 2 日启用，桥接抗凝首选低分子肝素皮下注射。③髋关节置换术前接受低分子肝素治疗的患者，术前最后 1 次注射低分子肝素应在术前 12～24h 进行；接受普通肝素治疗的患者，术前最后 1 次注射应在术前 4h 以上进行，术后继续应用治疗剂量的低分子肝素或普通肝素 1～2d。④接受桥接抗凝的患者，术后切口出血停止，可在 24～48h 后重启华法林治疗（一般在术后第 1 日）；对于手术创伤大、出血风险高的大手术，术后给予肝素的时间可延后至术后 24～72h 或患者凝血状态稳定后。当 INR≥2 时，停用低分子肝素或普通肝素。

国家卫生和计划生育委员会公益性行业科研专项关节置换术安全与效果评价项目组. 中国髋、膝关节置换术加速康复——合并心血管疾病患者围术期血栓管理专家共识. 中华骨与关节外科杂志，2016，9（3）：181-185.

三、系统规范化管理

老年髋部骨折患者入院时需常规进行静脉血栓知识宣传教育，鼓励患者勤翻身、早期功能锻炼、做深呼吸及咳嗽动作，以及建议患者改善生活方式如戒烟、戒酒、控制血糖、控制血脂等，从而尽量减少继发性危险因素的存在及影响。同时自患者入院之日开始综合预防，术前12h停用低分子肝素，术后12～24h皮下给予常规剂量低分子肝素或术后4～6h给予常规剂量的一半，次日恢复至常规剂量。通过多部门多学科的协助，以及患者亲属及护理人员的共同参与，可以有效降低深静脉血栓形成的发生率。

预防围术期深静脉血栓指南

（1）对于髋部周围骨折手术患者，美国胸科医师学会（American College of Chest Physicians, ACCP）建议采取以下预防措施其中一项：低分子肝素、磺达肝癸钠、低剂量普通肝素、维生素K拮抗剂、阿司匹林或间歇空气加压装置（intermittent pneumatic compression devices, IPCD），同时ACCP在推荐的所有药物中首选低分子肝素。另外，在ACCP的专家组中，有一个成员强烈反对单纯使用阿司匹林作为预防用药。

（2）ACCP建议治疗时限在10～14d，并且建议骨科大手术患者可延长预防期限至术后35d。

（3）采用低分子肝素作为预防用药的患者，ACCP建议术前12h或者术后12h后使用，而不主张术前4h内或者术后4h内使用。对于延迟手术的髋部骨折手术患者，ACCP建议入院后即使用低分子肝素，并于术前12h停用。

（4）对于不愿意每日接受低分子肝素皮下注射，并且能够接受其他药物不良反应的患者，可以采用其他药物。

（5）ACCP建议住院期间给予患者药物与间歇空气加压装置联合预防。

（6）对于存在出血高危因素的骨科大手术患者，ACCP建议采用间歇空气加压装置预防或者不做预防，而不建议采用药物预防。

Kearon C, Akl EA, Comerota AJ, et al. antithrombotic therapy and prevention of thrombosis, 9th ed: American college of chest physicians evidence-based clinical practice guidelines. Chest, 2012, 141（2Suppl）: 419-494.

服用抗血小板药物患者的处理

（1）服用阿司匹林单药的患者：心血管事件低危者，术前5～7d停药，术后24h恢复；心血管事件中高危者，可不停药，但需注意出血风险；术中创面大、血流动力学很难控制者,术前可考虑暂时停药3~5d。

（2）服用 P_2Y_{12} 受体阻滞剂单药的患者:如不伴严重心血管缺血风险,可考虑停用氯吡格雷、替格瑞洛或普拉格雷7d后再手术,停药期间可选用桥接抗凝。

（3）服用双联抗血小板药物的冠状动脉支架植入患者的处理:服用阿司匹林和氯吡格雷,或阿司匹林和普拉格雷的患者,术前应停用氯吡格雷或普拉格雷7d以上、阿司匹林5~7d,并改用桥接抗凝。术后24h后可加用氯吡格雷和阿司匹林。

国家卫生和计划生育委员会公益性行业科研专项关节置换术安全与效果评价项目组.中国髋、膝关节置换术加速康复——合并心血管疾病患者围术期血栓管理专家共识.中华骨与关节外科杂志,2016,9(3):181-185.

第四节　注意预防手术切口感染

一、概述

■ 据统计,医院感染的发生率约为9.10%,其中骨科手术后患者医院感染率可高达10.20%。

■ 感染将影响患者的康复,延长患者住院时间,造成患者及亲属身心痛苦,同时也增加了自身担负的医疗费用,而且严重者还可以导致患者死亡。

■ 单纯依靠抗感染治疗并不能降低患者感染的发生率,明确感染的危险因素,采取相应的有效预防措施是遏制感染发生的重要手段。

二、有效措施

（一）治疗基础疾病

■ 糖尿病可引起身体代谢紊乱、血管病变,从而不利于组织抗感染作用的有效发挥。

■ 肝功能异常容易导致患者机体防御力变低,易出现切口感染。

■ 低蛋白血症、贫血等状态容易导致组织的营养不足,发生组织的液化并引发感染。

（二）术前皮肤准备

■ 充分的皮肤准备可明显降低手术部位感染的风险，术前沐浴消毒可去除皮肤上的污垢和暂居菌，降低常驻菌数目并抑制其再生。

■ 传统观点认为，毛发特别是毛囊是微生物常见寄宿处，术前剃毛可清除术野毛发，减少细菌数量，有利于消毒液灭菌，降低术后感染风险。但现代循证医学研究的结果提示术前常规的剃毛备皮会增加切口感染的机会，因而提出除了毛发过于浓密影响术野外，不需要进行常规去毛，当有必要进行去毛时可于手术当日在手术室准备间用脱毛剂备皮。

■ 部分研究表明，术前备皮时间距手术时间越长，切口感染的风险越高，所以应减少不必要的备皮、减少剃刀的使用并缩短备皮和手术的时间间隔。

（三）避免使用电刀

■ 电刀使用时可产生高达 200～1000℃ 的局部温度，远高于蛋白质变性的温度，可对局部组织造成毁灭性的损伤，从而增加切口渗出物甚至延缓切口愈合，严重者将可能导致切口感染。

■ 术中应尽量减少电刀的使用或采取方法降低使用电刀的局部温度。以往研究也证实，采用有效措施降低电刀操作区域温度将有利于降低感染率。

■ 文献报道使用生理盐水持续冲洗或间隔 15min 持续冲洗后，术中出血量及切口感染率均明显降低，并且认为使用 15℃ 的冲洗液冲洗冷却能够比较理想地维持上皮功能并最大限度减少热力损伤。

（四）术中保温处理

■ 当体温降到 36℃ 时称为围术期低体温。低体温的出现会使局部血管收缩，导致供血减少，加重局部组织的损伤，这与术后手术部位的感染密切相关。

■ 当体温长时间低于 36℃ 时，机体的多种功能受到影响，特别是免疫细胞的生存受到抑制，从而导致感染的发生率增加。

（五）合理使用抗生素

■ 术前合理预防使用抗生素能有效地降低切口感染的发生率，其关键是严格掌握适应证，把握好用药时机，避免滥用广谱抗生素造成二重感染。

■ 对于 I 类切口的髋部手术首选头孢唑啉钠或头孢拉定，一般在手术开始前 30min 静脉快速推注给药 1 次，若手术时间大于 3h 或失血量大于 1500mL 可追加 1 次。

■ 目前，有研究发现，同等剂量头孢唑啉钠切口内局部使用预防感染的效果优于静脉内使用。同时，也有研究发现，切口内局部用药配合静脉给药更能显著降低术后切口感染发生率，并且证实局部使用抗生素能够增加抗生素的局部浓度但不会对药物的系统分布造成显著影响。

髋关节置换是否需要放置引流管

理论上讲，术后放置引流管可以预防血肿形成，进而预防感染等并发症。但是引流管及引流口的存在也为细菌提供了可能入侵机体的门户，同时也可能增加出血量，而临床上髋关节置换术后引流液也不多，故大部分术者不主张放置引流管。但是，我们通过临床观察发现糖尿病及肝功能不佳者放置引流管可以降低伤口的感染发生率，因此，我们主张糖尿病及肝功能不佳者需要放置引流管，但是最好在术后48h内拔除，同时需要注意无菌性操作。

三、系统规范化管理

患者入院后应进行全面充分的术前准备，对于高龄患者需设法改善其全身情况，存在基础病症的患者应首先合理治疗合并疾病，术中尽量减少电刀的使用、保持术中的体温及合理使用抗生素等措施对降低切口感染的发生率也有重要意义。同时，目前新的管理思路也提出通过监测患者免疫功能，早期给予营养支持、应用益生菌等"免疫调理"的手段降低感染的发生率。

第五节 积极防治老年患者谵妄

一、概述

■ 谵妄是以认知功能障碍、意识水平下降、注意力不能集中、精神活动力下降和睡眠 - 觉醒周期紊乱为特征的一种意识障碍。据统计，老年髋部骨折患者谵妄发生率为5%～61%，且随着住院时间的延长，病死率可达4%～17%。

■ 研究认为，谵妄的高危因素包括高龄、术前存在认知状态障碍、术后电解质紊乱、贫血、脱水、麻醉手术时间过长、镇痛药物、低氧血症以及感染等因素，这些因素往往综合起作用。

■ 镇静催眠药、苯二氮䓬类药物、阿片类、抗胆碱药、多重药物联合应用、酒精等是引起谵妄发生的重要原因。

■ 目前尚无单一预防措施可以阻止谵妄的发生，但采取有效措施可以降低谵妄的发生率或减轻谵妄的严重程度。

二、有效措施

（一）术前

■ 术前精神心理负担越重、术后睡眠越差，越易诱发谵妄，谵妄又进一步加重睡眠障碍，形成恶性循环。

■ 术前准备时间和体重指数（BMI）是髋部骨折患者围术期并发谵妄的重要相关因素，术前准备时间过长以及低体重指数会增加髋部骨折谵妄发生率。

■ 积极治疗患者的酸碱失衡和电解质紊乱、低氧血症、心脑血管疾病、肺部疾病以及采取有效的止痛措施可以降低谵妄的发生率。

■ 合理选择营养支持治疗，维持水、电解质和各营养素的平衡对于预防谵妄至关重要。

■ 多数老年人胆碱能缺乏，在术前使用东莨菪碱可导致患者遗忘更严重，术后更易发生谵妄躁动。

（二）术中

■ 维持充足氧供，避免"低体温、低血压、低氧血症"状态，同时选择合适麻醉方式可以降低谵妄的发生率。

■ 有研究表明，术中尽量不用或减少阿托品等中枢性抗胆碱能药物的使用，使用葡萄糖吡咯等外周性胆碱能拮抗剂代替阿托品能有效减少术后谵妄的发生率。

■ 有研究证实，患者自控的硬膜外止痛泵相比于持续硬膜外止痛泵能更有效预防谵妄，中、重度谵妄的发生率可由 75% 和 50% 降至 35.7% 和 14.3%。

（三）术后

■ 通过加强监护、积极有效地止痛、保证患者睡眠充足、积极治疗各种并发症以及合理使用活血药物改善脑血液循环可以降低谵妄的发生率。

■ 术后疼痛控制不佳者术后发生谵妄的几率将会增加 9 倍，合理控制术后疼痛将会降低谵妄的发生率，但使用阿片类药物会增加谵妄的发生率。

■ 口服阿片类药物镇痛较静脉途径给药降低谵妄发生率，且应用盐酸哌替啶控制术后疼痛，明显增加谵妄几率。

■ 口服小剂量氟哌啶醇（0.5mg, tid）或奥氮平（5mg, qn）能降低术后谵妄的发生率及其严重程度、持续时间。

■ 苯二氮䓬类药物对中枢神经系统具有潜在的重要影响,从而增加了谵妄的发生率,但其却是酒精戒断性谵妄的一线治疗药物。

三、系统规范化管理

定期对相关医护人员进行谵妄知识及老年常见病培训,将患者的宣传教育落实到责任组,在患者入院时即对患者的一般情况、特殊情况及主要临床症状等进行全面评估,并让患者尽快熟悉医院环境,消除陌生感、紧张感,从而建立良好的关系,同时通过介绍合理饮食、功能锻炼、心理放松等知识促进患者康复的自主性,对患者治疗过程出现的不良情况进行评估与治疗,以降低并发症、促进康复,从而做到谵妄防治的"认知 - 评估 - 干预 - 再评估 - 决策"的过程。

参 考 文 献

1. 中华医学会骨质疏松和骨矿盐疾病分会. 骨质疏松性骨折患者抗骨质疏松治疗与管理专家共识. 中华骨质疏松和骨矿盐疾病杂志,2015,8(3):189-195.

2. 余舒芳,林建华,李毅中,等. 骨质疏松性骨折二级预防的综合管理 - 骨质疏松性骨折二级预防示范基地福州中心专家共识. 中华关节外科杂志(电子版),2014,8(6):808-813.

3. 白颖,杨明珠,杨雪,等. 骨质疏松骨折患者的健康管理及效果分析. 中国骨质疏松杂志,2014,20(12):1450-1452.

4. Darling AL,Millward DJ,Torgerson DJ,et al. Dietary protein and bone health: a systematic review and meta-analysis. Am J Clin Nutr,2009,90(6):1674-1692.

5. 中华医学会麻醉学分会. 成人手术后疼痛处理专家共识. 临床麻醉学杂志,2017,33(9):911-918.

6. 国家卫生计生委公益性行业科研专项关节置换术安全性与效果评价项目组. 中国髋、膝关节置换术加速康复—围术期疼痛与睡眠管理专家共识. 中华骨与关节外科杂志,2016,9(2):91-97.

7. Griffiths R,Beech F,Brown A,et al. Peri-operative care of the elderly 2014: association of anaesthetists of great britain and ireland. anaesthesia,2014,69(Suppl1):81-98.

8. Beverly A,Kaye AD,Ljungqvist O,et al. Essential elements of multimodal analgesia in enhanced recovery after surgery(ERAS)guidelines. Anesthesiol Clin,2017,35(2):e115-e143.

9. Merchant R，Chartrand D，Dain S，et al. Guidelines to the practice of anesthesia-revised edition 2013. Can J Anaesth，2013，60（1）：60-84.

10. 国家卫生和计划生育委员会公益性行业科研专项关节置换术安全与效果评价项目组. 中国髋、膝关节置换术加速康复 - 合并心血管疾病患者围术期血栓管理专家共识. 中华骨与关节外科杂志，2016，9（3）：181-185.

11. 海峡两岸医药卫生交流协会老年医学专业委员会. 75 岁以上老年抗栓治疗专家共识. 中国心血管杂志，2017，22（3）：161-169.

12. 中国研究型医院学会卫生应急学专业委员会、中国中西医结合学会灾害医学专业委员会. 急性创伤性凝血功能障碍与凝血病诊断和卫生应急处理专家共识（2016）. 中华卫生应急电子杂志，2016，2（4）：197-204.

13. Darvish-Kazem S，Gandhi M，Marcucci M，et al. Perioperative management of antiplatelet therapy in patients with a coronary stent who need noncardiac surgery：a systematic review of clinical practice guidelines. Chest，2013，144（6）：1848-1856.

14. Shin HJ，Na HS，Do SH，et al. The effects of acute normovolaemic haemodilution on peri-operative coagulation in total hip arthroplasty. Anaesthesia，2015，70（3）：304-309.

15. Burleson A，Guler N，Banos A，et al. Perioperative factors and their effect on the fibrinolytic system in arthroplasty patients. Clin Appl Thromb Hemost，2016，22（3）：274-279.

16. Wu PK，Chen CF，Chung LH，et al. Population-based epidemiology of postoperative venous thromboembolism in Taiwanese patients receiving hip or knee arthroplasty without pharmacological thromboprophylaxis. Thromb Res，2014，133（5）：719-724.

17. Abe K，Yuda S，Yasui K，et al. Soleal vein dilatation assessed by ultrasonography is an independent predictor for deep vein thrombosis after major orthopedic surgery. J Cardiol，2017，69（5）：756-762.

18. 张金喜，李坚，张海明，等. 老年患者关节置换后假体感染的相关因素与干预措施研究. 中华医院感染学杂志，2015，25（20）：4740-4743.

19. Starcević S，Suljagić V，Stamenković D，et al. In-hospital mortality analysis in patients with proximal femoral fracture operatively treated by hip arthroplasty procedure. Vojnosanit Pregl，2016，73（3）：251-255.

20. Pugely AJ，Martin CT，Gao Y，et al. The incidence of and risk factors for 30-day surgical site infections following primary and revision total joint arthroplasty. J Arthroplasty，2015，30（9 Suppl）：47-50.

21. Zhou XD，Li J，Xiong Y，et al. Do we really need closed-suction drainage in total hip

arthroplasty? A meta-analysis. lnt Orthop，2013，37（11）：2109-2118.

22. Beltramini AM，Salata RA，Ray AJ. Thermoregulation and risk of surgical sire infection. Infect Control Hosp Epidemiol，2011，32（6）：603-610.

23. 国家卫生计生委公益性行业科研专项关节置换术安全性与效果评价项目组. 中国髋、膝关节置换术加速康复 - 围术期管理策略专家共识. 中华骨与关节外科杂志，2016，9（1）：1-9.

24. 李宏，李淳德，邑晓东，等. 高龄患者脊柱术后谵妄状态的高危因素分析. 北京大学学报（医学版）：847-851.

25. Griffiths R，Beech F，Brown A，et al. Peri-operative care of the elderly 2014: association of anaesthetists of great britain and ireland. Anaesthesia，2014，69（Suppl 1）：81-98.

26. Guenther U，Riedel L，Radtke FM，et al. Patients prone for postoperative delirium: preoperative assessment，perioperative prophylaxis，postoperative treatment. Curr Opin Anaesthesiol，2016，29（3）：384-390.

27. Kurrek MM，Barnett S，Minville V，et al. Considerations for the perioperative care of elderly and frail patients. J Frailty Aging，2014，3（4）：230-233.

28. Moyce Z，Rodseth RN，Biccard BM，et al. The efficacy of peri-operative interventions to decrease postoperative delirium in non-cardiac surgery: a systematic review and meta-analysis. Anaesthesia，2014，69（3）：259-269.

29. Reis HJ，de Oliveira AC，Mukhamedyarov MA，et al. Human cognitive and neuro-psychiatric bio-markers in the cardiac peri-operative patient. Curr Mol Med，2014，14（9）：1155-1163.

30. Rade MC，Yadeau JT，Ford C，et al. Postoperative delirium in elderly patients after elective hip or knee arthroplasty performed under regional anesthesia. HSS，2011，7（2）：151-156.

第四章　老年髋部骨折的优化管理

> ■ **应用理念：**
> - 遵从循证医学证据，优化围术期管理。
> - 采取措施减少应激，加速患者术后康复。

第一节　入院宣传教育和术前访视

一、概述

■ 患者因担心手术风险、手术费用，害怕术中、术后的疼痛及并发症发生情况，常常会出现焦虑、恐慌、悲观、抑郁等负面情绪。

■ 据统计，约80.7%手术患者产生焦虑，68%手术患者产生抑郁，而焦虑和抑郁都会引起强烈的应激反应，从而妨碍手术的顺利进行与术后的康复。

■ 良好的健康宣传教育及个体化访视可以帮助患者及家属认识疾病、了解手术、调整心态、增强信心，从而积极地配合治疗，促进患者的康复。

二、方案介绍

（一）观念改变

■ 既往，手术医师及麻醉医师一般在术前才告知患者及家属病情、手术方案及相关并发症，患者及家属在了解病情的同时也对治疗结果产生了担忧，从而导致患者术前的紧张与忧虑，影响了患者的手术治疗与康复。

■ 近几年，随着快速康复外科理念的推广，临床医护在患者入院时即实施入院宣传教育，并且针对患者及家属的担忧予以相应心理辅导，同时术前麻醉师及手术室护士的个体化访视促进了医患的互信，从而保证麻醉的安全实施和手术的顺利进行。

（二）方案解读

1. 入院宣传教育

■ 患者术前大多会产生不同程度的焦虑、恐惧的症状，从而作用于下丘脑，引起内分泌系统和自主神经系统的变化，干扰麻醉而影响手术效果与预后。

■ 通过详细的入院宣传教育可以消除患者紧张、焦虑情绪，使其积极参与到治疗和护理过程中，从而对手术和生活充满信心。

■ 入院宣传教育中的一个关键因素就是让患者了解康复的每一个环节，让患者明白其自身在康复过程中所起的作用，从而发挥其主动性。入院宣传教育对象不仅是患者，而且要对家属和陪护人员清楚地说明计划，让家属及陪护人员熟悉流程以取得充分配合。

2. 术前访视

■ 通过术前访视告知手术室环境、手术方式、麻醉方式，可以减轻患者对手术的恐惧，减少失眠情况的发生，增加患者的应激能力，使其积极应对手术，增强患者及家属对康复的信心。

■ 术前访视保证了麻醉医师术前与患者、家属及手术医师的充分沟通与交流，进而保证了麻醉医师在全面掌握患者的病情状况和心理状态的基础上制订出合理的麻醉方案，从而保证麻醉的安全实施和手术的顺利进行，减少麻醉意外和麻醉并发症的发生，提高手术的疗效。

三、优化方案

在患者入院时，应由护理-康复组人员对其进行常规宣传教育，使患者及家属认识疾病、了解康复过程，同时予以相关的心理辅导以减轻心理压力。另外，护理-康复组人员还需及时将入院宣传教育情况反馈给临床医师，通过医-护-患间的沟通而选择合适治疗方案。同时，术前通过麻醉师及手术室护士的个体化访视，让患者及其亲属了解手术流程，让患者减轻心理负担，在手术过程中积极配合，从而保证手术的顺利进行。

重视患者睡眠障碍

患者由于创伤、手术、环境因素及生活方式的改变等原因易产生身体和心理不适而致睡眠质量问题。据统计，骨科住院患者中约有51.2%的患者有不同类型、不同程度的睡眠障碍,而髋部骨折患者甚至可达到92%,主要表现为入睡困难、不能熟睡、噩梦惊醒、睡眠时间缩短、睡眠颠倒等,而这可导致免疫功能下降,感染发生率上升,并影响组织的生长与修复,妨碍伤口及骨折愈合,延长住院时间,最终影响患者康复。因此,我们在有效的镇痛基础上需要多关注老年患者的心理变化,多与患者聊天沟通以缓解不良情绪,必要时可建议患者于早晨服用一片氟哌噻吨美利曲辛片以抗焦虑治疗,部分患者因环境等因素造成的睡眠障碍可以考虑使用安定等药物以镇静催眠。同时,我们可以考虑尽量安排老年患者于安静的专用病房,做到定时熄灯,减少白天睡眠时间,减少夜间输液以免影响患者休息。

第二节 围术期患者常规雾化

一、概述

■ 老年患者多体质弱、脏器代谢功能差、应激能力及免疫能力低下,而髋部骨折后多需卧床,加之因疼痛而不愿活动,导致肺部呼吸运动减弱,极易发生肺部感染。

■ 据文献报道,老年患者呼吸系统并发症发生率高达19%,其中术后肺部感染的病死率达30%,是导致老年患者围术期治疗失败、病死率增高的重要因素之一。

■ 通过围术期雾化吸入治疗不仅可改善患者肺功能,而且可使患者掌握有效的咳嗽方法,更好地有效配合清除呼吸道分泌物,可起到预防肺部感染、提高手术耐受性的作用。

二、方案介绍

(一)观念改变

■ 过去,临床医师往往在患者咳嗽或者术前检查发现肺炎时予以雾化处理,同时常使用糜蛋白酶、地塞米松以及庆大霉素等药物进行雾化治疗,这些药物虽然可在患者气道达到较高浓度,但其刺激性较大,极易引发刺激性剧咳,并且糜蛋白酶可引发一定的变态反应,临床应用具有一定的局限性。

■ 高龄患者肺的顺应性差,吸气阻力增加,肺活量减少,残气量增加,肺代偿功能差,加之骨折后长时间卧床及手术创伤,使得患者发生坠积性肺炎的几率大大增加,因此早期及时的围术期肺功能保护治疗可以降低呼吸系统并发症发生率,从而降低高龄患者的病死率。

(二)方案解读

1. 药物介绍

■ 布地奈德可以有效抑制气道免疫细胞活性,抑制炎症细胞活化,减少炎症介质的释放,抑制气道腺体分泌和黏膜水肿,降低气道高反应性状态。

■ 异丙托溴铵作为一种常用的支气管扩张剂,其在扩张气道、预防支气管痉挛及其他围术期并发症方面的疗效值得肯定。

■ 盐酸氨溴索(沐舒坦)是一种黏液溶解剂,可促进分泌细胞分泌黏液和浆液,增加支气管表面黏膜的含水量,从而稀释滞留在支气管表面的黏稠的痰液,对气管和支气管产生保护作用;同时盐酸氨溴索还可加强纤毛运动,提高呼吸道自净能力从而利于痰液排出,可减少手术时机械损伤造成的肺表面活性物质下降、减少肺不张等肺部并发症的发生,但需要注意盐酸氨溴索注射液为静脉制剂,不建议雾化吸入使用。

2. 方法介绍

■ 雾化吸入治疗是将药物或水经吸入装置分散成雾粒或微粒悬浮于气体中,通过吸入的方法进入呼吸道和肺部沉积,从而达到迅速有效的呼吸道局部治疗作用,同时亦具有一定的湿化稀释气道分泌物的作用。

■ 研究表明,多次哮喘急性发作的患者在雾化吸入支气管舒张剂的基础上联合雾化吸入糖皮质激素较全身使用糖皮质激素能更快改善呼吸困难症状和呼气峰流量。

■ 有哮喘病史的患者在麻醉诱导前预防性给予雾化吸入糖皮质激素和支气管舒张剂可以降低术中支气管痉挛发生的风险。

■ 布地奈德联合异丙托溴铵是围术期常用的保护老年髋部骨折患者肺功能药物,联合应用可以有效预防肺部感染的发生。

三、优化方案

我们在临床应用过程中,观察到围术期预防性应用 2.5mL 异丙托溴铵联合 2mL 布地奈德雾化混悬液常规雾化吸入(氧浓度 3~4L/min,每日 2~3 次,每次 20min 为宜）能够有效地预防老年髋部骨折患者术后肺部并发症的发生。但在雾化过程中需嘱患者深吸气以使药液充分达至支气管和肺内，同时在雾化过程中要经常巡视，如前列腺增生的男性患者雾化后出现解尿困难需要及时告知。

体位与肺部并发症

　　老年髋部骨折患者围术期的卧床将会使血流动力学发生改变，容易引起肺组织淤血与水肿，从而容易引起坠积性肺炎。因此，有人主张采取低半卧位制动患肢，即在病情允许的情况下即给予低半卧位，双下肢均可适当抬高，使患者处于中凹位，可避免患者下滑产生摩擦力和剪切力，但需要注意保护骶尾部皮肤。同时，有文献指出这种体位可使肺活量增加10%～15%，而平卧位可使潮气量减少 9.2%，卧床的时间越长，肺部感染率就越高。

第三节　术前口服碳水化合物

一、概述

■ 目前，有研究发现空腹对于手术患者来说是除手术麻醉外的额外应激，能够加重内分泌紊乱，从而诱发或加重胰岛素抵抗现象。

■ 严重的胰岛素抵抗将影响机体代谢，使机体抗感染能力显著下降，组织修复能力减弱，从而影响切口愈合、增加切口感染发生率。

■ 老年髋部骨折患者由于生理功能的减退更容易诱发胰岛素抵抗，寻求适当方法减轻术后胰岛素抵抗症状具有重要意义。

■ 目前有研究发现，通过术前口服碳水化合物可以减轻患者术前的饥饿和紧张感，改善胰岛素抵抗症状，有利于患者的康复。

二、方案介绍

（一）观念改变

■ 传统禁食的目的是为了保证麻醉时患者胃呈空虚状态，避免发生反流、呕吐和误吸，故术前长时间禁食制度成为一种常规而被长期沿用。

■ 目前，欧美等国家重新制订了较为宽松的禁食指导方案，如固体禁食时间一般为6～8h，允许择期手术患者术前2h进食清流质，包括水、茶、咖啡、果汁等，但不包括牛奶以及其他含脂肪的饮料。

■ 近年，国内在快速康复外科理念指导下有人提出了新的禁食方案，术前至少6h禁食固体食物，术前2h在专业护士指导下口服糖水500mL（含蔗糖50g），然后禁液体饮食。

（二）方案解读

■ 已有研究表明，进食含糖液90min后胃已排空，术前2h进饮等渗糖液不会增加麻醉时的呕吐误吸等危险。

■ 术前给予碳水化合物的目的是促进患者体内内源性胰岛素的释放，刺激胰岛素分泌及增加胰岛素的敏感性。

■ 有研究发现，手术前一晚口服800mL等渗碳水化合物（约100g糖）和麻醉前2～3h口服富含碳水化合物的饮料（含50g糖），可以导致血液中葡萄糖和胰岛素浓度增高，机体从饥饿状态（糖原储备减少、胰岛素水平低下）转变成能量储存状态（糖原合成、胰岛素释放），这对于帮助患者耐受手术是非常有利的。

■ 如果选择静脉应用碳水化合物，需要20%以上的葡萄糖按5mg/(kg·min)速度输注，才能获得足够的胰岛素释放，而使用低浓度，如5%葡萄糖则不足以引起足够的胰岛素反应，因此，术前口服碳水化合物更为符合生理，并且使用简便。

三、优化方案

目前比较流行使用等渗碳水化合物口服液（浓度5.0%，200～300mL），在术前2～3h口服，这也符合现代麻醉禁食指南，是一个安全的术前处理措施，临床上已有不少患者安全使用。

第四节　患者入手术室前有效镇痛

一、概述

■ 在患者进入手术室前没有任何止痛措施下进行搬运，往往导致患者痛苦难忍，可能出现血压升高、呼吸加快、心动过速等，在一定程度上增加了麻醉的危险性。

■ 持续剧烈的疼痛刺激还会引起机体的应激反应,改变机体内分泌功能,导致肾上腺激素分泌增多,激活血小板,并增加血小板的敏感性和聚集功能,增加并发症的发生率。

■ 患者进入手术室前多有紧张恐惧的心理状态,所以入室前的疼痛是一种复杂的疼痛模式,其形成机制和疼痛行为与化学性炎症痛或神经病理性痛均有所不同,是生理性疼痛和情感性疼痛的综合体现。

二、方案介绍

(一)观念改变

■ 传统观念认为,所有镇痛药都有不良反应,因此最好不用镇痛药,在手术后无法耐受疼痛时方需镇痛药。

■ 经过近几年的临床摸索,超前镇痛已被越来越多的医师肯定,但是部分医师对超前镇痛定义的理解还不够准确,超前镇痛不只是在手术开始前干预治疗,还应包括伤害性刺激兴奋感受器和传入冲动的阻断。

■ 随着人们对疼痛认识的加深,伤害性刺激疼痛的研究也越来越多,预防性镇痛也被越来越多人所推崇,即在伤害性刺激作用于机体之前采取一定的措施,防止中枢或外周神经敏感化,减少或消除伤害引起的疼痛,从而减少其所致的相关不良反应。

(二)方案解读

1. 药物介绍

■ 地佐辛是一种阿片受体混合激动药,具有一定的镇静作用,且具有起效快、持续时间长、作用强的优点,被较多人推荐为超前镇痛的有效药物,并且有文献指出地佐辛能够提高患者认知功能,改善患者预后,不良反应发生率相对较低,能有效起到围术期的镇痛效果。

■ 帕瑞昔布钠是一种选择性环氧化物 -2(COX-2)抑制药,具有外周、中枢双重镇痛的优点,可抑制外周 COX-2 表达,减少外周前列腺素的合成,发挥镇痛抗炎作用,同时可抑制中枢 COX-2 表达,抑制疼痛超敏;另外,帕瑞昔布钠还可预防全麻患者苏醒期的躁动和寒战,是近年在国内推广用于治疗和缓解中、重度手术后疼痛的新药。

2. 原理介绍

■ 患者在进入手术室过程中需要反复搬动病床,这会导致骨折端的再移位以及反复的刺激软组织，从而引起包括前列腺素、激肽、5-羟色胺、氧和钾离子、P物质、NO和其他一些细胞因子等疼痛性介质产生、聚集引起疼痛感，并且反复持续的刺激又会导致脊髓背角和其他中枢性痛觉传导通路内的神经细胞发生兴奋性改变，诱发中枢敏化。

■ 皮肤及深部组织的伤害性刺激可使伤害性感受器产生神经冲动并传至中枢，当伤害性刺激达到一定程度就会引起疼痛，而在脊髓发生痛觉敏化之前给予镇痛以期阻止外周损伤冲动向中枢传递，使之降低到产生中枢敏化阈值以下是预防疼痛发生的有效方法。

■ 入手术室前半小时镇痛可以起到抑制交感神经的敏感化、减少炎症介质产生，维持血流动力学稳定，极大地保证了患者围术期的安全性。

三、优化方案

我们在临床观察中发现，入手术室前半小时使用地佐辛或于麻醉前15min联合使用帕瑞昔布钠可以明显减轻患者麻醉前的疼痛，使麻醉前患者血压、心率更平稳，同时降低了术后躁动发生率，且术后患者镇痛药物使用更少。

术前疼痛管理

术前镇痛的目的在于防治患肢疼痛，同时也降低术中和术后由手术刺激引起的疼痛，达到预防性镇痛作用。主要包括：①选择可快速透过血脑屏障抑制中枢敏化，同时不影响凝血功能的镇痛药物，如对乙酰氨基酚、塞来昔布、帕瑞昔布；②催眠或抗焦虑药物，催眠药物可采用苯二氮䓬类药物，如氯硝西泮、地西泮或阿普唑仑、艾司唑仑等，或非苯二氮䓬类药物，如唑吡坦、扎来普隆等，抗焦虑药物可采用帕罗西汀、舍曲林、西肽普兰等；③对患者及家属进行健康教育，包括行为疼痛控制技巧等。

国家卫生计生委公益性行业科研专项关节置换术安全性与效果评价项目组.中国髋、膝关节置换术加速康复—围术期疼痛与睡眠管理专家共识.中华骨与关节外科杂志,2016,9(2):91-97.

第五节 注意术中的保温干预

一、概述

■ 老年患者身体功能退化，静息肌张力降低，皮肤血管收缩反应减退，基础代谢降低，从而对冷刺激应对能力减弱，加之术前多有心理紧张、焦虑，术中肢体长时间、大面积暴露，以及大量室温液体的输注和反复长时间术区的冲洗等均可能造成术中患者体温下降。

■ 据统计，老年患者术中低体温发生率高达 50%～70%，术中采取常规保温措施后仍约有一半患者体温低于 36℃，甚至有 1/3 患者低于 35℃，而未保温者术后初期体温多在 34℃左右。

■ 如果没有充分的保温措施，患者在手术后的体温可比正常体温低约 1～3℃，这会促使机体产生应激反应，不仅可以导致患者出现凝血功能异常，而且还可引起机体免疫力低下、药物代谢延长、苏醒时间延长、麻醉苏醒期寒战、肌体氧耗量增加等。

二、方案介绍

(一)观念改变

■ 既往对手术患者的保温措施主要是通过升高手术室内温度及加覆盖物的方法保温，但是仅此做法往往仍无法很好地保持患者的正常体温。

■ 近几年，随着快速康复外科理念的推广，术中保温也被越来越多人所注意，同时越来越多的方法被应用。

(二)方案解读

1. 低体温的危害

■ 有研究表明，低体温会抑制免疫细胞中的中性粒细胞氧化释放作用，从而减少白细胞的趋化作用，降低细胞介导的炎性反应，导致切口感染发生增加。

■ 据统计，未行有效保温措施的患者寒战发生率约为 40%，耗氧量增加 48.6%，还可导致患者术后苏醒时间延长，并在苏醒时容易出现躁动等并发症。

■ 术中低体温还会影响凝血功能，可增高血液的黏稠度和纤维蛋白原数量，导致凝血功能发生障碍。

2. 文献研究

■ 有研究表明，术中体温过低与手术室室内温度、医护人员的保暖意识和相应措施的实施、患者的心理应激以及患者的年龄等因素相关，术中保持适当的室内温度，同时采取电热毯、暖风机及覆盖物等必要措施降低热交换具有重要意义。

■ 有研究显示，对术中患者体表面行30min的暖风系统预热（38℃），可明显减少术中核心体温的降低，从而减轻麻醉诱导后由于血管扩张导致的温度丢失及诱导期的循环波动。

■ 有研究表明，术中输入1000mL液体或200mL血液均可使体温下降0.25~0.5℃，且输入液体越多体温下降越明显，术中有必要加温静脉输液及冲洗液，可将静脉输液管道连接电子液体加温器（调节温度37~38℃，但血液温度不超过43℃），将冲洗液于恒温箱中加温至37℃以接近正常体温，但注意输入过高温度的液体也不安全。

■ 据文献统计，术中保持体温正常可以使术中血液丢失减少20%~25%，术后切口感染率降低，而且可降低室性心动过速发生率，减少氮分解并减轻患者的不适感。

三、优化方案

目前，临床采用保温的方法主要包括术前心理干预、术前环境预热以及采取电热毯、暖风机及覆盖物等措施降低热交换、对输注液、库血及冲洗液加温等。虽然各种保温效果及评价方法参差不齐，但有效的保温措施都能给患者带来舒适性，减少术后寒战发生率，并增加患者整体满意度。

术中体温保护措施

术中的体温保护措施包括被动保温和主动保温，被动保温包括覆盖棉毯、手术单、保温毯等，可减少30%的热量散失，但不足以预防麻醉后患者体温降低。因此，仍需实施主动保温措施。主动保温措施包括以下几种：①压力暖风毯是目前国内外文献及指南报道安全、有效和广泛使用的主动加温方法之一，其相比被动隔离（棉被、棉毯）更能有效预防围术期体温降低并能加速低体温患者复温。对于非低体温患者，手术时间短于30min的非体腔手术，使用压力暖风毯与被动隔离方式在术后机体耗氧、寒战不适、疼痛等方面并无差异，但手术时间超过30min推荐使用压力暖风毯。②输液加温设备包含各类隔热静脉输液管道、水浴加温系统、金属板热交换器、对流加温系统等低流速或高流速加温设备。由于研究表明红细胞在45℃水浴中可检测出溶血的生物学标志物，美国血液标准协会不建议红细胞采用水浴和微波加温方法，且温度不应超过43℃。③其他保温措施包括体腔灌洗液加温至38～40℃、提高手术室温度不低于21℃等，均可有效减少术中热量丢失。④可给予哌替啶、曲马多、右美托咪啶、氯胺酮等药物以减轻或抑制寒战反应，达到体温保护效果。

国家麻醉专业质量控制中心.围手术期患者低体温防治专家共识（2017）.协和医学杂志,2017,8（6）：352-359.

第六节 关节置换中血液管理

一、概述

■ 由于高龄患者基础疾病较多，营养状态差，伤前多合并不同程度的贫血，不采取有效的血液管理措施将会加重患者术后的贫血状况，增加并发症及病死率，甚至有文献报道其病死率将增加10倍左右。

■ 有文献指出，在不使用特殊方法控制出血的情况下，髋关节置换围术期的血液丢失量可达到1500mL，甚至更多，患者术后的输血率在20%以上，且患者血红蛋白水平和红细胞比容均于术后4d内出现明显下降，最低点常出现在术后第4天（平均下降40g/L），严重影响了关节置换患者术后康复。

■ 术中采取保温、控制性降压、血液稀释、止血药物使用、自体血回输等措施可以减少血液丢失，降低异体输血的概率。

二、方案介绍

（一）观念改变

■ 异体输血是治疗人工关节置换术后失血性贫血的常规方案，但目前血液制品来源有限，且异体输血存在医源性感染、输血反应、免疫反应等风险，严重影响了患者的输血治疗。

■ 近几年，随着快速康复外科理念的推广及微创技术的发展，人们也设计了很多方法来控制围术期的血液丢失以减少输血，如术中血压控制、自体血回输、围术期使用抗纤溶药物等，但是各种方法也存在一定的效果差异及局限性。

（二）方案解读

1. 术中保温

■ 有文献报道，术后输血率增加与术中低体温的发生存在一定的联系，保持体温正常可以使术中血液丢失减少20%～25%，并且对切口愈合有帮助。

■ 有文献报道，通过将术中体温提高0.5℃，患者术后失血量可显著减少，术中及术后失血量可减少约200mL。

■ 术中保温给患者带来舒适性，减少术后输血，减少术后寒战发生，并增加患者整体满意度。

2. 控制性降压

■ 全髋关节置换术中进行股骨颈截骨及髋臼的磨挫时可出现大量渗血，术中使用药物进行控制性降压，可以减少骨面渗血，保持清晰术野，有利于手术的进展。并且，有文献报道，控制性降压可以让术中血液丢失减少约503mL，能够减少平均输血667mL。

■ 由于老年患者血管弹性较差，血压波动较大，控制性降压有可能诱发围术期血管事件的发生。因此，目前一般认为术中降低基础血压的30%为标准，并以手术野渗血量有明显减少，但仍有微量渗血为好。

■ 控制性降压有可能出现低血压，导致机体灌注不足，脏器产生缺血缺氧而出现相关并发症的发生，如胃肠道缺血缺氧可导致肠蠕动减慢引起便秘，且低血压是术后认知功能障碍的危险因素。

3. 血液稀释

■ 等容性血液稀释使用原则是估计手术失血量超过全血量的20%，取血速度为200mL/min（约5min，具体根据体重情况而定），患者术前血红蛋白（hemoglobin，Hb）大于100g/L。

■ 有文献报道，等容性血液稀释可以降低深静脉血栓的风险，但过度等容稀释，可使肾脏氧供应明显少于其他器官，当肾脏缺血缺氧严重时可导致急性肾损害。

■ 急性高容血液稀释是在麻醉诱导后手术前即刻经颈内静脉输入晶体液或胶体液，使血管内容量高于基础血容量20%～30%，从而提高患者对失血的耐受度，避免异体输血。

■ 急性高容血液稀释将使患者心血管系统处于超负荷状态，若患者心功能不佳可能导致肺水肿,所以心功能不全患者需要谨慎使用。

4. 止血药物使用

■ 有研究指出,术前给予 10mg/kg 的氨甲环酸可以明显减少髋关节置换围术期的血液丢失(减少 22%);也有文献指出,术中给予 20mg/kg 的氨甲环酸可以有效减少患者血液丢失;还有文献指出,手术切皮前 10min 及术后 6h 各给予 1g 氨甲环酸更能降低围术期血液丢失。

● 对于氨甲环酸的用量和使用时间,不同的研究有不同的观点,但大部分文献指出氨甲环酸不会增加患者深静脉血栓及肺栓塞的发生率。

● 我们的研究发现,通过使用注射用血凝酶局部冲洗伤口也能很好的控制术中出血量(2 单位溶于 20mL 生理盐水中),使用后也未发现其增加深静脉血栓的发生率。

5. 自体血回输

■ 目前有文献指出,髋关节置换术后存在隐性失血情况,一般在 80g/L 以内便有输血指征,但是是否输血取决于患者贫血程度、心肺功能以及血流动力学情况,这部分患者的生命体征及心电图对评估是否存在缺氧具有重要意义。

■ 自体血回输是纠正患者贫血的一种有效方法,但是随着手术技术的提高及围术期血液管理的加深,髋关节置换术中的显性失血患者不多,髋关节置换术中的新鲜骨折患者能够行自体血回输的也有限。

■ 目前一般认为,收集到 400mL 以上血液后进行回输才有回收的价值。

三、优化方案

通过有效的控制性降压、术中保温、止血药物使用及血液稀释等血液管理策略和多学科模式的血液保护措施,可以在确保患者全身情况良好下,降低人工髋关节置换围术期的输血率,减少输血量,从而避免输血相关不良反应的发生,实现快速康复骨科"更快速、更优质、更满意"的最终目标。

重视术后隐性失血量

隐性失血是髋部骨折患者术后贫血的重要因素之一,尤其是采取髓内固定者,据统计股骨近端抗旋髓内钉(proximal femoral nail antirotation,PFNA)固定术后隐性失血量可占总失血量的 60%～85%,且主要发生于术后 3d 内,严重影响患者的术后康复。一般认为其主要由于血液深入组织间隙(约60%)以及红细胞损伤、溶血(约40%)所致,而年龄、骨折分型、糖尿病、高血压、术前抗凝、伤后手术延迟时间以及扩髓方式等是影响患者术后隐性失血的主要因素。文献研究发现,术前血压大于140/90mmHg或糖化血红蛋白大于7%者,隐性失血量明显增多,且单纯近端扩髓较同时行近端+远端扩髓的术后隐性失血量少,所以术中扩髓尽量只行近端扩髓,除非特殊情况需行主钉远端扩髓处理。因此,对年龄大、骨折严重,合并糖尿病、高血压等内科疾病,术前抗凝、伤后手术时间延迟以及术中行主钉远端扩髓的患者,一定要评估好术后的隐性失血量,特别是在术后1d及3d常规行血常规检查,对于血红蛋白低于80g/L者,如有条件应给予及时的输血,避免相关并发症的发生。

围术期贫血的治疗

(1)老年髋部骨折患者的贫血类型多为缺铁性贫血及失血性贫血,在造血功能减退的同时存在造血原料不足,因此,使用促红细胞生成素联合铁剂给予治疗贫血效果更佳。

(2)由于口服铁剂生物利用度低,同时老年人胃肠道消化功能降低导致肠道吸收差,静脉补充铁剂成为首选。

(3)目前有研究发现,单纯铁剂治疗髋部骨折患者可提高血红蛋白水平,但是单纯补充铁剂不能降低输血率及输血量。

(4)促红细胞生成素是由肾脏分泌的一种糖蛋白,主要作用于骨髓以促进红系细胞的增殖、分化和成熟,组织缺氧或红细胞减少时分泌增加,因此常用于治疗肾性贫血,但是近年也常用于纠正创伤和外科手术引起的贫血。

(5)有研究发现,促红细胞生成素合并铁剂补充可明显降低输血率及输血量,特别适合女性转子间骨折患者。

第七节 术后不常规留置尿管

一、概述

■ 术后尿潴留的常见危险因素为年龄大、男性、术前泌尿系统疾病、糖尿病等。

■ 有研究发现，髋膝置换术的尿路感染发生率为 0.7%～2.4%，而术后尿潴留患者的发病率可高达 15%。

■ 75%～80% 患者的尿路感染是由留置导尿管引起，且尿管留置时间越长则发生尿路感染的机会越大。据统计，导尿管留置 1、2、4d 的泌尿系统感染率分别为 10%，15% 和 70%。

■ 围术期留置尿管不仅降低患者的术后舒适度，而且增加尿路感染等并发症的发生，不利于术后加速康复。通过优化尿管留置可以提升患者满意度，降低并发症的发生率。

二、方案介绍

（一）观念改变

■ 传统观点认为，术后留置导尿管能有效预防术后因麻醉原因导致的排尿困难，而早期拔除导尿管可能对尿潴留的发生有潜在影响，可能导致再次导尿、留置导尿时间延长等情况。

■ 国内部分学者认为，围术期放置尿管的最佳时机是术前麻醉后，且术后麻醉清醒前尽快拔除尿管。

（二）方案解读

■ 麻醉后导尿可以保证手术在安静、舒适、无痛的条件下进行，减轻患者术前紧张的心理，消除患者害羞的思想顾虑。

■ 术前镇静剂及麻醉药使患者情绪平稳，肌张力降低，神经反射迟钝，尿道阻力减弱，从而容易使尿管通过顺利，并且对尿道黏膜损伤明显减小。

■ 研究表明，手术时间小于 2h，术中液体量少于 1500mL，术中没有必要常规留置尿管（2h 产生尿量约 500mL）。

■ 研究发现，麻醉后置入导尿管，术后立即拔出尿管，并不会增加术后尿潴留的发生率。

三、优化方案

对于手术时间短、术中失血量少以及术中输液量合理的髋部骨折患者可以不选择导尿，如果进行导尿可以选择麻醉后导尿，麻醉清醒前拔除尿管，但是椎管内麻醉可以阻断排尿的反射初级中枢而导致排尿困难或不能自行排尿，此时可以根据尿液的残余量选择留置尿管，但是尿管的留置时间不宜超过 24h。

术后拔尿管时机

应选择在麻醉作用消失后,膀胱中度充盈,有正常便意时缓慢拔出导尿管。这既可降低对尿道黏膜的不良刺激,减轻不适感,又可引起反射性副交感神经兴奋,引起膀胱逼尿肌和膀胱内括约肌收缩促成排尿,提高拔管后一次排尿成功率。第一次顺利排尿,既起到自动冲洗尿道的作用,又利于恢复正常的排尿反射和排尿习惯,降低远期并发症。

第八节 预防术后恶心呕吐

一、概述

■ 术后恶心呕吐是手术和麻醉后经常出现的并发症之一,全身麻醉后的发生率高达 20%~30%,其中女性、使用阿片类药、吸入麻醉药、麻醉超过 60min 及晕动病史等是常见的高危因素。

■ 术后恶心呕吐会严重影响患者的主观感受,明显降低术后满意度,持续的恶心呕吐还可导致电解质紊乱、贫血加重、吸入性肺炎发生、住院时间延长,甚至影响切口愈合等。

■ 不同作用机制的抗恶心呕吐药合用,作用相加而副作用常不相加,故联合应用止吐药的防治效果常优于单一药物,其中糖皮质激素和 5-HT$_3$ 受体抑制药联合应用是预防术后恶心呕吐有效且副作用最小的方案。

二、方案介绍

(一)观念改变

■ 5-HT$_3$ 受体拮抗剂是骨科常用的预防和治疗术后恶心呕吐的主要药物之一,既往多在术后根据作用时间予以一日一次或多次给药。

■ 目前有研究报道在术毕或带镇痛泵时予以加用抗恶心呕吐药,但事实上机体在术中就可以释放大量的 5-HT,所以在手术切皮前预防性应用 5-HT$_3$ 受体拮抗药可以最大限度地阻止 5-HT 与受体结合。

■ 近年随着快速康复外科理念的推广,人们也越来越倾向于早期的预防,且主张通过甄别高风险患者,有的放矢地应用联合预防方案。

（二）方案解读

1. 5-HT₃受体拮抗剂

■ 5-HT$_3$受体拮抗剂可以阻断由5-HT$_3$受体引起的外周迷走神经兴奋导致的呕吐反射，同时还抑制迷走神经兴奋导致的第四脑室后支区5-HT$_3$释放，适用于全麻引起的恶心呕吐，且对阿片类镇痛药引起的恶心呕吐也有很好的疗效。

■ 托烷司琼和昂丹司琼为5-HT$_3$受体拮抗药，因副作用较少、安全性较好、选择性高以及亲和力较强是目前临床防治术后恶心呕吐的主要药物之一。

■ 以往研究通常在术毕或带镇痛泵时才应用止吐药物，但事实上机体在术中就可以释放大量的5-HT$_3$，所以在手术切皮前预防性应用5-HT$_3$受体拮抗药可以最大限度地阻止5-HT$_3$与受体结合，从而降低术后恶心呕吐的发生率。

■ 在相关指南中，托烷司琼的单次推荐剂量是术前2mg，昂丹司琼的单次推荐剂量是术前4mg。

■ 使用5-HT$_3$受体拮抗剂也存在头痛、头昏、便秘、眩晕、肝酶增高和胃肠功能紊乱等不良反应，其中昂丹司琼还可能会导致QT间期延长，引发致命性心律失常，所以使用时也需要注意预防不良反应的出现。

2. 地塞米松

■ 地塞米松既具有抗炎镇痛、促进食欲及改善精神状态的作用，又有增强其他抗呕吐药物对其受体的敏感性，因此常用于联合其他抗呕吐药物。

■ 据文献报道，地塞米松可降低约26%的恶心呕吐发生风险，与昂丹司琼或托烷司琼等药物联合使用效果将更佳。

■ 地塞米松一般用于预防恶心呕吐的发生而对治疗恶心呕吐效果不佳。

3. 甲氧氯普胺

■ 甲氧氯普胺可以抑制呕吐中枢及化学触发带，同时具有加速胃排空抑制胃松弛作用，常作为抗肿瘤化疗相关呕吐的辅助治疗。

■ 甲氧氯普胺治疗剂量窗口相对较窄，大剂量使用可能会出现锥体外系表现，如镇静、嗜睡、静坐不能等，从而增加跌倒风险，所以应用于预防术后恶心呕吐有待研究。

三、优化方案

目前5-HT$_3$受体拮抗剂伍用地塞米松这种组合方式得到了较为广泛的应用，临床上对术前评估为恶心呕吐高危的患者，常采取术前联合应用的方法以预防术后恶心呕吐,力争做到早预防、早发现,并及时采取护理措施以降低其危害性。

第九节 早期进饮与控制输液

一、概述

■ 老年患者由于血管硬化,重要脏器的血流灌注对灌注压力的依赖性明显增强,维护血压对维持重要脏器的血流供应及氧供需平衡至关重要,但是过度依靠补液维持血压将会显著增加术后心肺并发症的风险。

■ 术后过多的补液可能会造成患者心肺功能障碍、组织水肿、消化道活性降低以及胃肠道排空抑制等不良情况发生,而目前有研究表明早期进饮、减少液体输入量有利于减少术后并发症的发生。

■ 目标导向液体治疗是通过优化心脏前负荷,使之维持有效循环血容量、保证微循环灌注和组织氧供,而又避免组织水肿,从而降低并发症发生率的方法。

二、方案介绍

(一)观念改变

■ 传统液体治疗强调纠正低血容量,保证有效的组织灌注,避免术后低氧血症的发生,并且术后补液多为3d,每天约1500mL。

■ 近几年,随着人们对过度补液维持心脏前负荷所存在危害的认识加深,越来越多人主张目标导向性补液,并且主张术后循环状态稳定者应尽可能早地经口进食液体或食物以减少静脉补液,同时主张术后输液量一般在1000mL左右,当日输完就不再常规补液。

(二)方案解读

1. 早期进饮

■ 随着医学技术的发展,现代麻醉技术使术后肠麻痹的发生风险减低,术后早期进食已经越来越安全。许多学者认为,术后早期肠内营养不但不会产生腹胀、呕吐等不适,而且可以促进肠蠕动,维护肠黏膜功能。

■ 有研究表明,术后早期恢复口服饮食不但使排气时间提前,同时也减少了液体输入量,但不会影响麻醉后不良反应的发生率,且有文献报道术后2h即可开始少量进饮以避免术后出现口干、饥饿等不舒适感。

2．目标导向性液体治疗

■ 术前禁食、肠道准备、术中失血以及麻醉药使用等情况都会导致血容量不足，因此，很多人赞同输液，要多补液。但研究表明，过度输液会导致患者肺部并发症明显增多，只有根据患者的具体情况制订具体的液体量，才能使手术风险最小化。

■ 目标导向性液体治疗主张在适当容量治疗后，可通过补充 α_1 激动剂以纠正因麻醉药扩张血管引起的相对循环容量不足，从而调控支持器官组织微循环以维持重要器官血流灌注，减少对输液的过度依赖。

■ 目标导向液体治疗过程中，需要连续、动态监测患者容量反应性指标，维持血压不低于正常值的20%，心率不快于正常值的20%，中心静脉压（central venous pressure，CVP）处于 4～12mmHg，尿量维持在 0.5mL/（kg·h）以上，血乳酸不超过 2mmol/L，中心静脉血氧饱和度（ScvO₂）大于 65%，每搏出量变异度（stroke volume variation，SVV）不超过 13%。

三、优化方案

目前，临床上对围术期患者最优补液量尚无统一标准，而越来越多的文献报道补液过多可造成患者术后并发症增加。因此，我们认为只要在术后第一天适当补液至 1000mL 即可，必要时可以联合使用 α_1 激动剂，同时患者可以在术后 2h 后适当进饮以缓解口干、饥饿等不舒适感，但是进食时间最好是在术后 6h 以后。

第十节 围术期口服营养补充

一、概述

■ 国外有文献报道，老年人营养不良的发生率为 15%，在需要护理的老年住院患者中的发生率甚至可达 85%，而老年髋部骨折患者因伤后食欲下降、消化吸收功能减弱更容易加重营养不良。

■ 据统计，老年髋部骨折患者伤后能量消耗可增高约 10%，髋关节置换术后甚至可增高 20%～50%，同时围术期血液的大量丢失必然伴随着营养物质的快速流失，但患者在短期内仅仅依靠自身进食很难达到目标需求，所以围术期合理补充营养素对促进患者康复具有重要意义。

■ 围术期营养支持的目标是尽可能将蛋白质的丢失减少到合理水平,既不因为营养物不足造成机体额外的分解,也不因为不合理的营养支持,给呼吸、循环系统和肝脏增加不适当的负荷。

二、方案介绍

(一)观念改变

■ 传统营养支持的目的主要是为患者提供能量及营养素,改善患者的营养状况。

■ 目前营养学支持的观点在传统理论基础上有了拓展和进步,主张在调理机体免疫和代谢的基础上进行调理营养治疗,从而对组织器官功能进行维护和修复。

(二)方案解读

■ 目前,营养支持主张纠正营养物的异常代谢,通过提供合理的营养底物以尽可能地将机体组织的分解降低到合理水平,同时通过特殊营养物的支持来调节机体的炎症免疫反应,增强肠道的黏膜屏障功能及减少内毒素和细菌易位。

■ 有研究结果表明,免疫营养支持虽不能给营养正常的患者带来益处,但能够降低营养不良患者并发症的发生率,因此,可以适当增加某些营养物质以促进机体免疫功能。

■ 不同的机体代谢水平与外源性营养素的利用有着直接关系,但在严重创伤应激条件下,患者体内的高分解代谢是以内源性为主,外界提供过量的营养素不但达不到支持的目的,反而给机体代谢造成负担,造成三大营养物质代谢异常。

■ 实施合理临床营养支持对于严重应激条件下的组织分解代谢水平却有抑制作用,对脏器结构和机体免疫功能也会起到维护作用,能减少患者住院时间。

■ 肠内营养是理想的营养供给途径,尽早实现肠内营养供给可使患者获得更充分的营养补充,并由此改善某些临床症状。因此,应创造条件尽早开始,同时需要注意肠内营养供给达到总热量的 55%~60% 才可能发挥其在治疗方面的益处。

三、优化方案

肠内营养具有符合生理,更全面提供营养物,促进肠道运动、分泌、消化功能,增加肠道与门静脉血流,维持肠道屏障功能并支持肠道免疫系统等作用,被认为是最理想的营养供给途径。同时,由于髋部骨折患者多能自行饮食,所以尽早的口服营养制剂被临床所推崇,但需要注意口服营养制剂也存在一些胃肠道不良反应。

口服营养补充

(1)采用合适的筛查工具识别有营养不良或营养风险人群,住院患者可使用营养风险筛查(nutritional risk screening 2002,NRS-2002)。

(2)预计患者在围术期不能正常进食超过5~7d,或口服进食少于推荐目标热量和蛋白质的60%时,术前应给予口服营养补充(oral nutritional supplement,ONS)。

(3)术后ONS应用至患者能够恢复正常饮食,通过日常膳食摄入达到机体营养物质的目标量时再停用,重度营养不良患者及大手术创伤患者,推荐出院后继续ONS 2周至数月。

(4)ONS的推荐剂量为饮食加ONS达到推荐机体日常能量及蛋白质需要量,或除日常饮食外ONS至少达到1673.6~2510.4kJ(400~600kcal)/d。

(5)存在营养不良风险或营养不良的老年患者应给予ONS来增加机体的能量和蛋白质摄入量,改善机体的营养状态,增加握力等机体功能,改善生活质量。

中华医学会肠外肠内营养学分会.成人口服营养补充专家共识.消化肿瘤杂志(电子版),2017,9(3):151-156.

参 考 文 献

1. 张海娇,李胜玲,梅迎雪.快速康复外科联合自理模式在老年人全髋关节置换术后的应用.中国老年学杂志,2013,33:555-557.

2. 朱桂玲,孙丽波,王江滨,等.快速康复外科理念与围手术期护理.中华护理杂志,2008,43(3):264-265.

3. Nanavati AJ, Prabhakar S. Fast-track surgery: toward comprehensive peri-operative care. Anesth Essays Res,2014,8(2):127-133.

4. Aasvang EK, Luna IE, Kehlet H, et al. Dhallenges in postdischarge function and recovery:

the case of fast-track hip and knee arthroplasty. Br J Anaesth，2015，115（6）：861-866.

5. Molko S，Combalia A. Rapid recovery programmes for hip and knee arthroplasty. An update. Rev Esp Cir Ortop Traumatol，2017，61（2）：130-138.

6. 多学科围手术期气道管理专家共识（2016年版）专家组. 多学科围手术期气道管理专家共识（2016年版）. 中国胸心血管外科临床杂志，2016，23（7）：641-645.

7. Ludwig RB，Paludo J，Fernandes D，et al. Lesser time of preoperative fasting and early postoperative feeding are safe? Arq Bras Cir Dig，2013，26（1）：54-58.

8. Xu D，Zhu X，Xu Y，et al. Shortened preoperative fasting for prevention of complications associated with laparoscopic cholecystectomy: a meta-analysis. J Int Med Res，2017，45（1）：22-37.

9. 明芳，方晓平，余燕子，等. 腹部择期手术术前新禁食方案的研究. 中华护理杂志，2006，41（10）：869-874.

10. 汪卫，王勇平. 术前口服碳水化合物对高龄患者髋关节置换术后胰岛素抵抗的影响. 中国医药导报，2015，12（4）：63-67.

11. 陈宝枝. 术前口服葡萄糖溶液对择期结直肠手术安全性及术后胰岛素抵抗的影响. 护理研究，2016，30（5）：1917-1919.

12. Pimenta GP，de Aguilar-Nascimento JE. Prolonged preoperative fasting in elective surgical patients：why should we reduce it? Nutr Clin Pract，2014，29（1）：22-28.

13. Nygren J，Thorell A，Ljungqvist O，et al. Preoperative oral carbohydrate therapy. Curr Opin Anaesthesiol，2015，28（3）：364-369.

14. 李小静，吉晓丽，钱涛，等. 不同剂量地佐辛超前镇痛对老年患者全麻苏醒期应激反应的影响. 实用临床医药杂志，2014，20（7）：75-79.

15. Zhou F，Du Y，Huang W，et al. The efficacy and safety of early initiation of preoperative analgesia with celecoxib in patients underwent arthroscopic knee surgery：a randomized，controlled study. Medicine（Baltimore），2017，96（42）：e8234.

16. 宁倩，刘欢，朱红彦，等. 快速康复外科理念在脊柱微创手术围手术期护理中的应用体会. 华西医学，2016，31（2）：355-358.

17. 国家麻醉专业质量控制中心. 围手术期患者低体温防治专家共识（2017）. 协和医学杂志. 2017，8（6）：352-359.

18. 苏文杰，牟玲，兰志勋. 术中保温对老年患者全麻 BIS 恢复时间及苏醒期丙泊酚效应室浓度的影响. 临床麻醉学杂志，2015，31（8）：770-773.

19. Leijtens B，Köeter M，Kremers K，et al. High incidence of postoperative hypothermia in

total knee and total hip arthroplasty: a prospective observational study. J Arthroplasty, 2013, 28 (6): 895-898.

20. Kim EJ, Yoon H, et al. Preoperative factors affecting the intraoperative core body temperature in abdominal surgery under general anesthesia: an observational cohort. Clin Nurse Spec, 2014, 28 (5): 268-276.

21. 周宗科, 翁习生, 孙天胜, 等. 中国骨科手术加速康复—围术期血液管理专家共识. 中华骨与关节外科杂志, 2017, 10 (1): 1-7.

22. 国家卫生计生委公益性行业科研专项《关节置换术安全性与效果评价》项目组. 中国髋、膝关节置换术加速康复—围术期贫血诊治专家共识. 中华骨与关节外科杂志, 2016, 9 (1): 10-16.

23. 中国输血协会临床输血学专业委员会血液成分输注临床路径制订协作组. 血液成分输注临床路径专家共识 (2018年): 81-85.

24. 王浩洋, 康鹏德, 裴福兴, 等. 氨甲环酸减少全髋关节置换术围手术期失血的有效性及安全性研究. 中国骨与关节杂志, 2015, 4 (8): 649-655.

25. Zhang P, Liang Y, Chen P, et al. Intravenous versus topical tranexamic acid in primary total hip replacement: a meta-analysis. Medicine (Baltimore), 2016, 95 (50): e5573.

26. Guo JR, Shen HC, Liu Y, et al. Effect of acute normovolemic hemodilution combined with controlled low central venous pressure on blood coagulation function and blood loss in patients undergoing resection of liver cancer operation. Hepatogastroenterology, 2015, 62 (140): 992-996.

27. Zhou Q, Zhou Y, Wu H, et al. Changes of hemoglobin and hematocrit in elderly patients receiving lower joint arthroplasty without allogeneic blood transfusion. Chin Med J (Engl), 2015, 128 (1): 75-78.

28. Stanworlh SJ, Cockburn HA, Boralessa H, et al. Which groups of patients are transfused? A study of red cell usage in London and southeast England. Vox Sanguinis, 2002, 83: 352-357.

29. Sun Z, Honar H, Sessler DI, et al. Intraoperative core temperature patterns, transfusion requirement, and hospital duration in patients warmed with forced air. Anesthesiology, 2015, 122 (2): 276-285.

30. Paul JE, Ling E, Lalonde C, et al. Deliberate hypolension in orthopedic surgery reduces blood loss and transfusion requirements: a meta-analysis of randomized controlled trials. Can J Anesth, 2007, 54 (10): 799-810.

31. Foss NB，Kristensen MT，Kehlet H. Anaemia impedes functional mobility after hip fracture surgery. Age and Ageing，2008，37（2）：173-178.

32. Smith GH，Tsang J，Molyneux SG，et al. The hidden blood loss after hip fracture. Injury，2011，42（2）：133-135.

33. 朱鸣雷，黄宇光，刘晓红，等. 老年患者围手术期管理北京协和医院专家共识. 协和医学杂志，2018，9（1）：36-42.

34. 吴新民，罗爱伦，田玉科，等. 术后恶心呕吐防治专家意见（2012）. 临床麻醉学杂志，2012，28（4）：413-417.

35. 孙志强. 昂丹司琼伍用地塞米松用于下肢骨折手术后镇痛抗呕吐作用的临床观察. 中国现代药物应用，2013，7（19）：123-124.

36. Gan TJ，Diemunsch P，Habib AS，et al. Consensus guidelines for the management of postoperative nausea and vomiting. Anesth Analg，2014，118（1）：85-113.

37. Powell-Tuck J，Gosling P，Lobo DN，et al. British consensus guidelines on intravenous fluid therapy for adult surgical patients. Anaesthesia，2009，64（3）：235-238.

38. 中华医学会外科学分会. 外科病人围手术期液体治疗专家共识（2015）. 中国实用外科杂志，2015，35（9）：960-967.

39. 中华医学会麻醉学分会 α_1 激动剂围术期应用专家组. α_1 肾上腺素能受体激动剂围术期应用专家共识（2017 版）. 临床麻醉学杂志，2017，33（2）：186-193.

40. 中华医学会肠外肠内营养学分会. 成人口服营养补充专家共识. 消化肿瘤杂志（电子版），2017，9（3）：151-156.

41. 陈博，熊茂明，孟翔凌. 临床营养支持在围手术期患者中的应用. 华西医学，2017，32（8）：1303-1308.

42. Grode LB，Søgaard A，et al. Improvement of nutritional care after colon surgery：the impact of early oral nutrition in the postanesthesia care unit. J Perianesth Nurs，2014，29（4）：266-274.

43. 李维勤，李宁. 外科病人的代谢改变和围手术期营养支持. 中国实用外科杂志，2001，21（7）：442-449.

第五章　股骨颈骨折

> ■ 治疗目标：
>   ● 减少肢体疼痛，增强治疗信心。
>   ● 恢复关节功能，改善生活质量。

第一节　基础理论与概念

一、概述

■ 股骨颈骨折是创伤骨科的常见骨折，约占成人骨折的 3.60%，占股骨骨折的 28.21%，占股骨近端骨折的 40%。

■ 据统计，股骨颈骨折不愈合的发生率约为 9.3%，股骨头坏死塌陷的发生率约为 14.3%，大部分股骨头坏死从股骨颈骨折内固定术后 1 年开始发生，而且其在术后 1 和 2 年内的发病率分别为 25% 与 38%。

■ 患者常并存有慢性心肺疾患、糖尿病、脑血管病后遗症、老年痴呆、全身营养状态欠佳等，治疗方案需要根据全身情况而定。

■ 治疗目的是缓解疼痛，恢复髋关节功能，早期恢复生活自理能力。

二、应用解剖

1. 颈干角　股骨颈与股骨干之间形成的内倾角度称颈干角。当颈干角小于 110° 时称髋内翻，大于 140° 时称髋外翻（图 5-1-1）。在行全髋关节置换时需要注意此角度，因为髋外翻患者在内收位时容易发生髋关节脱位。

2. 前倾角　为股骨两髁间连线的平面与股骨的头颈轴线之间所构成的角，一般向前，故称为前倾角，也称扭转角（图 5-1-2）。前倾角的正常值为 12°～

15°，平均为 13.14°，其中男性为 12.20°，女性为 13.22°。前倾角过大容易使股骨颈轴线超过髋臼前缘而造成髋关节前脱位。

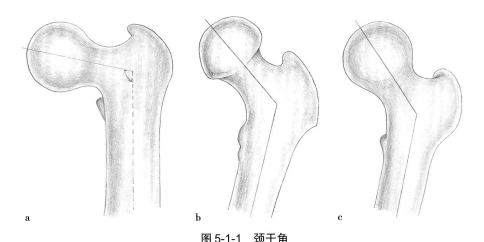

图 5-1-1　颈干角

a. 髋内翻（<110°）；b. 正常颈干角；c. 髋外翻（>140°）

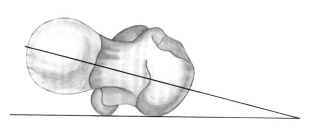

图 5-1-2　股骨颈前倾角

正常值为 12°~15°

3. 股骨距　指位于股骨颈干结合部内后方、小转子深面部位的多层致密骨构成的纵行骨板，是股骨上端内负重系统的重要组成部分（图 5-1-3）。行空心钉内固定时应尽量使内固定物贴近股骨距以提高稳定性，行人工股骨头置换术时保存股骨距可以防止人工假体的下沉和松动。

4. Ward 三角　位于压力骨小梁与张力骨小梁两处交叉之间，在股骨颈前后壁即大转子、小转子和转子间嵴中间的部分区域缺乏骨小梁的薄弱地带，是股骨颈骨折的好发部位（图 5-1-4）。行空心钉内固定时需要将螺钉远端植入到股骨头软骨下骨以获得最大的把持力。

5. 髋部神经支配　支配髋关节的神经主要是闭孔神经，同时接受股神经、臀上神经及坐骨神经分支的支配，闭孔神经和股神经关节支支配髋关节前方,后方由臀上神经和坐骨神经关节支支配。在行后外侧入路时需要注意保护,避免过度牵拉损伤坐骨神经(图5-1-5)。

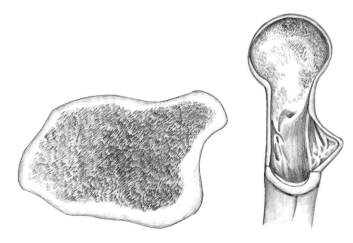

图 5-1-3 股骨距骨结构特点

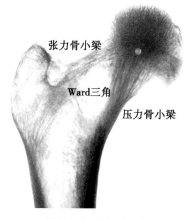

图 5-1-4 Ward 三角

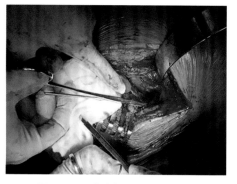

图 5-1-5 术中探查见坐骨神经

6. 股骨头血液供应 成人股骨头的血液供应主要来自下列三组动脉:①股骨头圆韧带内的小凹动脉,为股骨头凹附近骨质供血,老年人的小凹动脉多已闭塞;②股骨干滋养动脉升支,沿股骨颈进入股骨头;③旋股内、外侧动脉的分支是股骨头、颈的重要营养动脉,在股骨颈基底部形成动脉环后紧贴股骨颈表面,因此,在股骨颈骨折移位时易发生损伤,旋股内侧动脉损伤是导致股骨头缺血性坏死的主要原因(图5-1-6)。

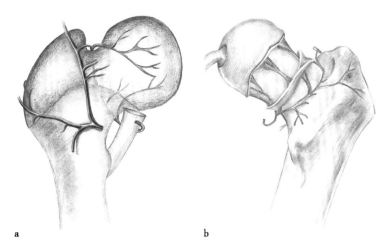

图 5-1-6　股骨头血供
a. 旋股内、外侧动脉的分支；b. 股骨头圆韧带内的小凹动脉及股骨干滋养动脉升支

三、损伤因素

■ 由于骨质疏松，股骨颈生物力学结构削弱，骨强度下降，同时因老年人髋周肌群退变，不能有效地抵消髋部有害应力，因此，不需要多大的暴力就可能发生骨折。如平地滑倒、由床上跌下或下肢突然扭转等，甚至在无明显外伤的情况下都可以发生骨折。

四、骨折评估

1. 临床表现

■ 具有外伤史，伤后髋部疼痛、不能站立，肢体活动困难，患肢呈内收、外旋（45°～60°）、肢体短缩畸形。

■ 伴有腹股沟中点处压痛、下肢纵向叩击痛。

■ 摄 X 线片可证实诊断（图 5-1-7），并区分骨折类型，临床上怀疑股骨颈骨折者首选磁共振检查鉴别。

2. 无移位骨折

■ 部分无移位骨折患者伤后局部疼痛轻微，肢体活动不受限，仍能够行走。

■ 体检时体征很少，除股骨头体表投影点（腹股沟中点处）轻微压痛外，缺乏其他骨折的确切表现。

■ 部分患者甚至可无外伤史，如应力性骨折。

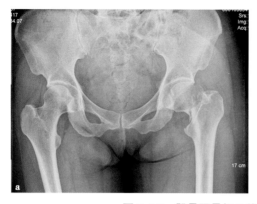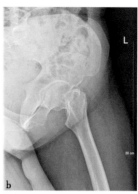

图 5-1-7 股骨颈骨折 X 线表现
a. 双髋正位片；b. 左髋侧位片

■ 患者数日后疼痛逐渐加重，负重、行走出现困难，此种情况常表明受伤时为稳定骨折，然后发展为错位骨折而出现功能障碍。

■ 若诊断当时没有显示骨折，而临床上怀疑骨折，应嘱患者避免负重而要多休息，2 周后再行 X 线检查或选磁共振检查以进行鉴别诊断。

■ 嵌插使断端具有明显的稳定性，可行非手术治疗，但使用多枚空心钉固定将更为可靠和安全，因为不用多枚螺丝钉内固定时，15% 以上可发生移位。

■ 对于无移位的股骨颈骨折行多枚螺丝钉内固定后，其发生骨折不愈合和缺血性坏死的概率较低。

五、骨折分型

1. Garden 分类法（图 5-1-8）

■ Ⅰ型：即骨折移位第 1 阶段，为不完全骨折，在正位片上股骨头倾斜，也称嵌入骨折。

■ Ⅱ型：即骨折移位第 2 阶段，为完全骨折，但没有移位。

■ Ⅲ型：即骨折移位第 3 阶段，完全骨折但不完全移位，通过股骨头骨小梁的方向判断有部分移位，但两个骨片仍保持接触。

■ Ⅳ型：即骨折移位第 4 阶段，为完全骨折完全移位。

2. Pauwel 分类法（图 5-1-9）

■ Ⅰ型：Pauwel 角小于 30°，此型骨折上端有部分嵌插，骨折剪力较小，骨折端相对稳定，骨折愈合率较高，很少发生股骨头缺血性坏死，所以此型骨折又称外展型骨折。

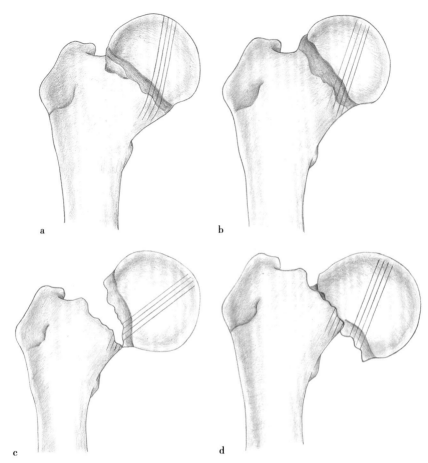

图 5-1-8 股骨颈骨折 Garden 分类法
a. Ⅰ型；b. Ⅱ型；c. Ⅲ型；d. Ⅳ型

■ Ⅱ型：Pauwel 角在 30°～50°之间，治疗及预后也介于Ⅰ型和Ⅲ型之间。治疗及时、得当，骨折得以治愈；治疗不及时或不当，就可导致骨折不愈合和股骨头缺血性坏死。此型也称为中间型骨折。

■ Ⅲ型：Pauwel 角大于 50°，骨折端无嵌插，骨折剪力大，骨折极不稳定，若不及时治疗可发生骨折不愈合和股骨头缺血性坏死，此型又称为内收型骨折。

3. AO 分型（图 5-1-10）

■ B₁ 型：股骨头下无或轻微移位

● B₁.₁ 型：外翻 15° 及其以上的嵌插。

● B₁.₂ 型：外翻小于 15° 的嵌插。

● B₁.₃ 型：无嵌插。

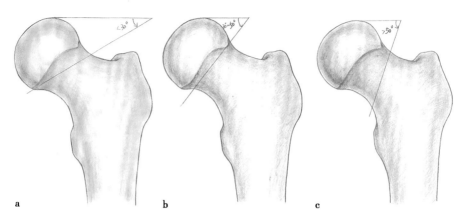

a   b   c

图 5-1-9　股骨颈骨折 Pauwel 分类法

a. Ⅰ型；b. Ⅱ型；c. Ⅲ型

- B₂ 型：经颈型
  - B₂.₁ 型：颈基底型。
  - B₂.₂ 型：伴内收的颈中型。
  - B₂.₃ 型：伴剪切的颈中型。
- B₃ 型：移位的头下骨折
  - B₃.₁ 型：中度外翻移位合并外旋。
  - B₃.₂ 型：中度垂直翻转及外旋移位。
  - B₃.₃ 型：显著移位。

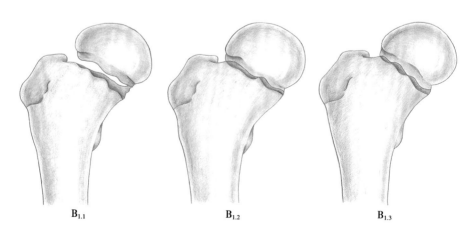

B₁.₁   B₁.₂   B₁.₃

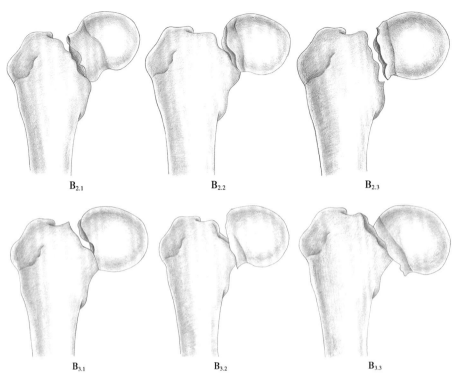

图 5-1-10 股骨颈骨折 AO 分型

第二节 手 术 治 疗

一、空心钉内固定

（一）适应证

骨密度尚好且骨折移位不明显或轻微移位者。

（二）手术操作

1. 骨折的复位

（1）闭合复位与切开复位

■ 首先应行闭合复位，如果闭合复位不满意，则改为切开复位。

ER-5-2-1 股骨颈骨折空心钉固定

■ 对于股骨颈骨折，力求解剖复位，同时可选择辅助复位技术，如果多次闭合复位仍不良或复位困难，则应尽早选择切开复位，多次复位将增加股骨头缺血的可能性，从而增加股骨头坏死的概率。

■ 文献报道，闭合复位与切开复位并不影响骨折的愈合及股骨头坏死概率，但是对手术时间、术中出血量及透视次数等存在影响。

■ 骨折的愈合及股骨头坏死与骨折的复位质量存在一定的关系。

（2）闭合复位方法

1）Leadbetter 复位法：患者仰卧，患肢屈髋屈膝 90°，大腿稍内旋，沿股骨轴线牵引，接着内旋 45°、外展、伸直髋关节，放至于手术台上，然后将患肢保持 15°～20° 外展中立位，内旋大约 20°，足部连接在足固定板上，在此位置下通常股骨头、颈和粗隆位于水平面，前后位和侧位透视证实复位（图 5-2-1）。

2）Whitman 复位法：患者仰卧于牵引床上，健肢固定在足板上，患肢外旋位固定于另一足板上，在外

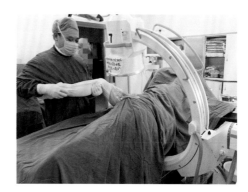

图 5-2-1　Leadbetter 复位法

旋位，外展患肢约 20°，给予足够的牵引，使之达到稍超过正常的长度，然后内旋患肢，直至髌骨内旋 20°～30°。

3）Mc Elvenny 复位法：麻醉后，患者仰卧于牵引手术台上，双下肢维持旋转中立位，外展 30°，牵引至两侧肢体等长，然后内收、内旋患肢，内旋 20°，最后叩击股骨大转子促使骨折端相互嵌插。

（3）复位的评价

1）Garden 对线指数：压力骨小梁与股骨干内侧皮质成角，正位 160°，侧位 180°（图 5-2-2）。如果复位后正侧位 X 线平片上对线指数小于 155° 或大于 180° 则表明骨折对位对线不佳，将增加股骨头缺血性坏死的概率。

2）"S"线评估法：股骨颈骨折解剖复位后，在正位和侧位上可以观察到股骨头和股骨颈之间光滑的"S"形曲线，如果曲线变为"C"形或者有明显的不平滑成角，则表示复位不满意（图 5-2-3）。

2. 倒"品"字形平行置入空心钉

■ 沿股骨颈前面放一根 3.2mm 导针，透视正位像位于股骨颈中线上。

■ 第一根导针的置入：进针位置位于小转子平面稍上方，平行于上述导针，正位像位于股骨颈下方，侧位像位于股骨颈中线，方向平行于股骨颈长轴，进针至软骨下骨 5mm。

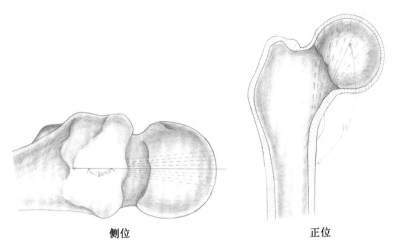

侧位   正位

图 5-2-2 Garden 对线指数评估

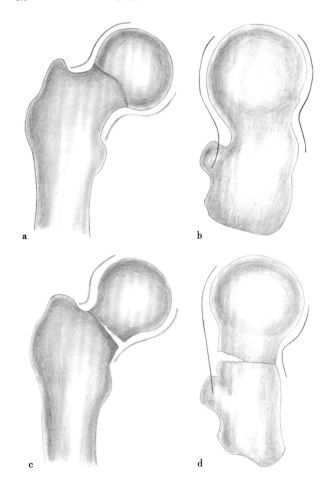

图 5-2-3 "S"线评估

a、b. 解剖复位表现
c、d. 复位不良表现

■ 第二根导针的置入：在平行导向器的辅助下，在稍上方再穿入第二枚导针，正位像位于股骨颈中线，侧位像位于股骨颈后方，方向平行于第一根导针，且进针至软骨下骨5mm。

■ 第三根导针的置入：在平行导向器的辅助下，导针经大转子基底处，正位像位于股骨颈中线稍上方，侧位像显示偏股骨头前方。

3. 空心钉空间分布构型

■ 正常股骨颈外侧有较高的张应力，而内侧有较高的压应力，当股骨颈发生骨折时骨折连续性被破坏，外侧骨皮质呈分离状态无法抵抗张应力，而内侧由于骨皮质的相互接触，骨连续性重新建立时可以抵抗一部分压应力，而此时抵抗外侧的张应力显得尤其重要，因此，目前大部分人采用了倒三角形构型（图5-2-4）。

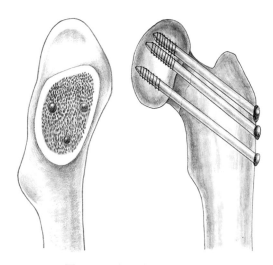

图 5-2-4　倒三角形平行构型

■ 3枚螺钉平行固定时，随着骨折断端的吸收、股骨头沉降，可以起到动力加压的作用。若3枚螺钉不平行，则有可能在骨折断端吸收、股骨头沉降时导致螺钉不能向尾端退出，而发生尖端穿出股骨头软骨，甚至刺穿髋臼。

■ 使用空心钉固定股骨颈骨折时，3枚螺钉应有较好的分散度，不要过分集中在股骨头的中心部，也应避免侧位像上一字排列，否则抗扭转能力不足，良好分布的3根螺钉具有较强的抗剪力、抗扭转力及抗弯曲能力。

■ 由于Pauwel Ⅲ型骨折的剪切应力大，使用三枚螺钉呈倒"品"字形固定的失败率高，往往需要有一枚横向螺钉以抵消此剪切应力，保证空心钉固定的稳定性(图 5-2-5)。

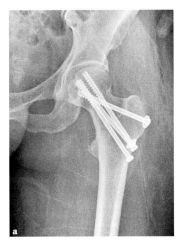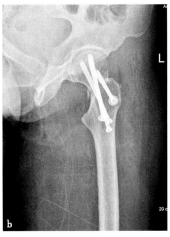

图 5-2-5　Pauwel Ⅲ 型骨折的空心钉分布

4. 入钉深度

■ 多数人认为,螺钉应穿入关节面下 5mm 能避免术后螺钉松动,但需提防螺钉穿入关节间隙,不确定时应透视排除,尤其良好的侧位片可以很好地确认(图 5-2-6)。

■ 目前有人主张对于所得测量值减去 5mm 以便在加压时的骨折端轻微压缩。

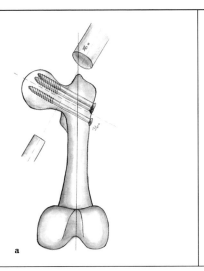

股骨颈存在约 130° 的颈干角,因此当"C"形臂与股骨长轴成 40° 角时,透视的角度正好垂直于股骨颈长轴、为股骨颈标准侧位像,注意此时上、下两枚空心钉尖端,距离透视时股骨头切线距离相同且均位于软骨下骨。

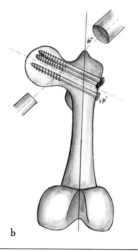

当"C"形臂与股骨长轴成 60°角时，股骨头的切线角度随之改变，在侧位像观察两枚螺钉距离股骨头软骨下骨距离相同，而实际情况是上方的螺钉深度不够而下方的螺钉进钉过深。

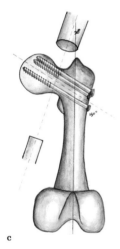

当"C"形臂与股骨长轴成 20°角时，情况相反，上方的螺钉深度过深而下方的螺钉深度不够。

图 5-2-6 股骨近端侧位透视角度

■ 对于老年骨质疏松患者，可以在拧入螺钉时加垫片，防止尾帽没入骨皮质。

（三）术后并发症

■ 术后常见的并发症为骨折不愈合及股骨头缺血性坏死（图 5-2-7）。

■ 定期门诊复查 X 线片，每个月拍片检查直到骨折愈合，以后每年检查一次，至少持续 3 年，以排除创伤后股骨头坏死。

■ 股骨头缺血性坏死不一定会引起功能的破坏，对于已发生股骨头缺血性坏死的老年患者，只有 30%～50% 需要再次手术，可行人工关节置换术。

■ 术后并发症还包括下肢深静脉血栓、感染、肺栓塞、复位丢失等，对于感染、深静脉血栓要注意术后药物的预防及处理，复位丢失可视骨质好坏进行复位再固定或关节置换。

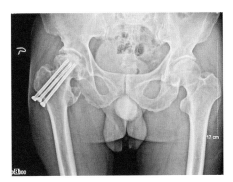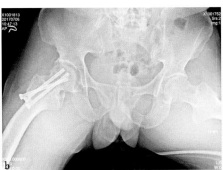

图 5-2-7　骨头坏死的 X 线表现
a. 双髋正位片；b. 双髋蛙式位片
X 线示股骨头坏死塌陷、空心钉部分退出

二、空心钉锁定板内固定

1. 空心钉锁定板的设计优势

■ 股骨近端空心钉解剖锁定钢板是根据股骨近端特定的解剖形态设计，无需折弯塑形，且空心钉两端不等宽的螺纹设计起到双向加压作用，使骨折端接触紧密。

■ 股骨近端空心钉解剖锁定钢板体积较小，3 枚空心钉以三角形排列方式置入，形成一个三维立体框架支撑结构，提高了整体稳定性的同时增加了固定强度，能有效地增强其抗拔出和抗旋转能力。

■ 根据人体结构设计的锁定孔位置为手术带来了方便，避免了闭合穿针在股骨大转子外侧反复钻孔导致的固定不牢、内固定松动，同时也是对股骨颈血运的保护。

■ 空心钉设计为手术定位导航，准确固定股骨颈部，减少术中 X 线暴露，减少手术时间。

2. 空心钉锁定板的不足

■ 虽然股骨近端空心钉锁定钢板为解剖型预塑形、小体积设计，但是规格少，术中与骨面很难放敷贴。

■ 空心锁定板因为限制了颈部的动力加压，易造成骨折不连续，如果出现骨折端延迟愈合或不愈合，必须通过二次加压、植骨或骨瓣来解决。

▪ 对于头下型或特殊头颈型股骨颈骨折，一体化的钢板锁钉不能随意到达某一特定位置，从而起不到固定效果。

三、人工股骨头置换

（一）适应证

▪ 患者年龄在75岁以内的股头颈头下型骨折，骨折移位明显，愈合有困难。

▪ 股骨颈骨折移位明显，或合并髋关节骨折脱位（Pipkin Ⅱ-Ⅳ型）。

▪ 生理年龄偏大（≥75岁），并存在局部或全身疾病者。

▪ 股骨颈陈旧性骨折不愈合或股骨颈已被吸收。

▪ 不能配合治疗的股骨颈骨折患者，如偏瘫，帕金森病或精神病患者等。

（二）禁忌证

▪ 严重心、肺功能不全、美国麻醉师协会（ASA）评分Ⅳ级或Ⅴ级者。

▪ 严重的糖尿病患者为相对禁忌证，术前应将血糖控制在相对稳定的水平。

▪ 伤前因其他疾病长期卧床，髋关节挛缩、畸形已丧失行走能力者。

（三）术前准备

1. 呼吸系统疾病的处理

▪ 高龄髋部骨折患者卧床后最易发生肺部感染，尤其在原有肺部疾患的基础上，伤后卧床咳痰不畅无力，发生坠积性肺炎（图5-2-8），处理不当或病情较重可能致命，所以呼吸系统的护理必须加强，包括定时坐位或半坐位、叩背、嘱患者做深呼吸、鼓励患者用力咳痰。

▪ 对于有呼吸系统慢性炎症的患者，术前可用雾化吸入，净化呼吸道，清除呼吸道分泌物，争取达到无气促、咳痰、哮喘、动脉血气正常（$PaO_2 \geq 60mmHg$，$35mmHg \leq PaCO_2 \leq 45mmHg$，$SaO_2 \geq 90\%$）。

2. 心血管疾病的处理

▪ 在3个月内心肌梗死发作者禁忌手术，超过3个月处于稳定期者应给予扩张冠状动脉药物进行保护性治疗；心功能衰竭者需病情稳定至少6个月；对于严重心律失常、心房颤动与传导阻滞患者术前安装临时心脏起搏器，且术中慎用电刀；高血压患者手术前应适当用药，使血压保持在较稳定水平。

▪ 高龄患者几乎每人都有不同程度的高血压病、冠心病及心律失常等，其中大部分一直在应用药物治疗，入院经过必要的检查后，在内科医师的具

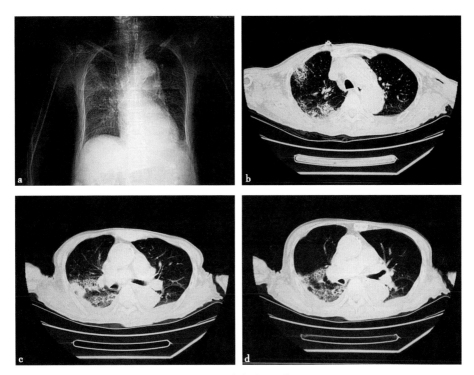

图 5-2-8　肺炎的 CT 表现

体指导下继续对症用药,例如降压药、扩血管药、调节心律药物等,但阿司匹林等抗凝药在术前 1 周停用,以免术中渗血不止。

■ 心律失常者容易出现血栓脱落,术前检查有血栓形成建议行滤网置入以预防肺栓塞(图 5-2-9)。

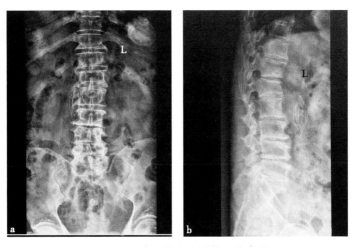

图 5-2-9　滤网置入术后的 X 线表现

3.糖尿病的处理

■ 术前空腹血糖尽量控制在 10mmol/L 以内,对于血糖过高难以控制者,可用胰岛素泵,对于空腹血糖大于 10.0mmol/L 或随机血糖大于 13.9mmol/L 或术前糖化血红蛋白大于 9mmol/L 者应推迟手术。

■ 长期糖尿病易造成感染及对各脏器功能的损害,尤其当糖尿病合并心脏疾病时,术中易发生心肌梗死及心脏骤停。围术期应在内分泌科医师的指导下,及时调整医嘱,由护士每天应用血糖测试仪监测患者餐前及餐后血糖,使血糖控制相对稳定。

4.慢性肝肾功能不全的处理

■ 对患有较轻的慢性肝肾功能不全的患者,在不影响手术的情况下,不需特殊治疗,但在用药时应注意,避免应用对肝肾功能有明显影响的药物。

■ 术后在专科医师指导下进行对症治疗,比如应用保肝药物、输入血浆白蛋白等。但是要注意,对于有栓塞病史的患者,要谨慎使用白蛋白及脂肪乳等。

5.脑血管病的处理

■ 围术期脑卒中不常见,但 80% 都发生在术后,多因高血压、心房纤颤等心源性栓塞所致。

■ 脑卒中的危险因素包括老年、高血压、冠状动脉疾病、糖尿病和吸烟等。

■ 对无症状的颈动脉杂音,近期有短暂脑缺血发作的患者应进一步检查与治疗;近期有脑卒中史者择期手术应至少推迟 2 周,最好 6 周(图 5-2-10)。

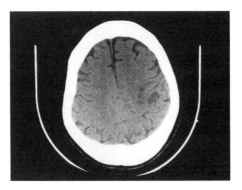

图 5-2-10　脑梗死后 CT 表现

6.精神及神经系统并存病的处理

■ 对于骨折合并偏瘫侧肢体的护理十分重要,要将患肢放在一个舒适的位置,避免骨突部位受压、足踝部下垂,并定时对患肢进行按摩,防止血栓性深静脉炎的发生。

■ 对老年性痴呆患者,要及时观察患者的病情变化,因为该类患者缺乏表达能力,避免其白天睡觉,夜晚吵闹的"颠倒黑白"现象。

■ 对外伤后老年反应性精神障碍,症状轻者不需特殊治疗,对躁动严重者,可采用镇静药物治疗。

(四)手术操作

■ 手术入路:后外侧入路是显露髋关节的最常用途径,可以方便、安全、快速地到达髋关节,并且不干扰关节外展结构,从而避免了术后短期的外展肌力丧失,是一种十分理想而实用的手术入路。此入路极少能暴露或切断坐骨神经,但在使用自动牵引器分离臀大肌时有可能在切口后缘压迫神经而引起坐骨神经损伤,因此应始终保持牵引器在外旋肌的断面,这样可以利用外旋肌肉保护坐骨神经。

ER-5-2-2 人工股骨头置换

■ 股骨颈截骨:首先须确定股骨颈截骨线,一般在股骨小转子上方1.5cm与梨状窝的连线做截骨,在截骨时注意截骨线须与股骨颈垂直。股骨颈截骨断面为椭圆形,用髓腔锉扩髓时可在梨状窝部位用圆凿挖除少许松质骨,以利于假体顺利置入髓腔。

■ 人工假体的选择:选择合适的人工股骨柄,一般比扩髓用的髓腔锉的最大号小1～2mm;用卡尺准确地测量切除的股骨头的外直径,选择人工股骨头时其外直径应比切下的股骨头小1～2mm,选择的人工股骨头过小或过大都会引起髋部疼痛,另外过小的假体甚至可引起关节脱位。

■ 肢体长度的对比:关节置换后双下肢长度相差范围最好不超过1cm,如果患肢过短则可能导致走路跛行,过长则术后常感到不舒服。术中检查方法为将对侧肢体成伸直位,在手术中触摸双侧髌骨及足跟是否在同一水平。临床实践证明,患肢比健肢长者多出现活动不适,反之患肢略短于健肢者倒无大碍。

■ 前倾角的确认:采用前侧入路切口假体的前倾角度绝不能过大,否则术后易发生髋关节前脱位;而采用后外侧入路切口者前倾角度又不宜过小,因为过小可能会发生人工股骨头后脱位;若股骨颈截骨合适,假体顺其椭圆形的髓腔自然插入则前倾角度合适。

（五）术后注意事项

■ 患肢位置：患肢置于外展中立位，腘窝及小腿部垫一薄枕，使膝关节屈曲约 15° 位，嘱患者主动做等长肌肉收缩运动（图 5-2-11），从而促进患肢血液循环以预防下肢深静脉血栓形成，同时还可减轻肢体的萎缩。

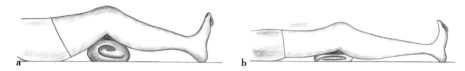

图 5-2-11　等长收缩运动示意图

■ 预防血栓：老年患者术后容易发生深静脉血栓，常规应用抗凝药物 10～14d 很有必要，临床可用低分子肝素钠皮下注射 5000U，每天 1 次，同时可以结合使用物理方法以预防血栓（图 5-2-12）。

■ 保护胃黏膜：由于骨折及术后的应激状态，部分患者可能出现应激性溃疡，呕吐咖啡状液体或出现黑便。为了早期预防应激性溃疡，术后可常规口服胃黏膜保护药 1 周。

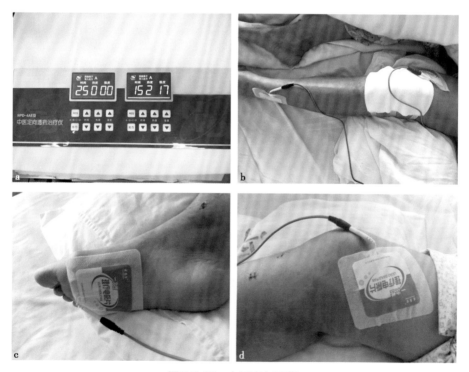

图 5-2-12　中医定向透药

■ 控制疼痛：由于关节置换手术较大且术中的截骨等操作，患者术后往往疼痛明显，因此术后可以在常规应用镇痛泵的基础上合理加用非甾体类止痛药物，疼痛评估为中重度疼痛时可以加用吗啡类药物止痛，还可以结合穴位刺激的方法进行镇痛（图5-2-13）。

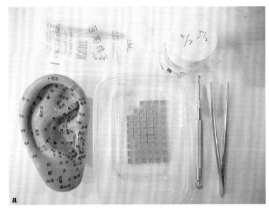
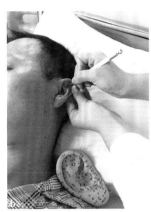
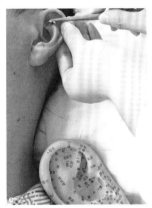
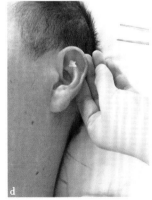
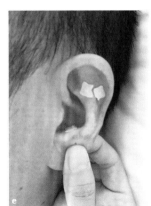

图 5-2-13　耳穴埋豆

■ 雾化吸入：雾化可以预防老年患者因卧床引起的呼吸系统疾病，尤其全麻患者术后常规进行雾化吸入，可以湿化气道、预防呼吸系统的感染。雾化液可以选择布地奈德及适量异丙托溴铵。

■ 促进排便：老年髋部骨折患者因卧床无法正常活动，肠道蠕动会受到不同程度的影响，加之麻醉、疼痛等因素影响更容易出现便秘现象，因此入院后可以常规服用莫沙必利等药物以促进胃肠蠕动，同时可以通过神阙贴敷等物理方法以预防（图5-2-14）。

■ 功能锻炼:人工股骨头置换术后的康复治疗十分重要,何时下床活动没有一个确切的时间规定,但只要身体条件允许,越早下床活动越有利于康复。因此,对于一般状况允许的患者可于术后 1~2d 在康复医师的协助下进行下床活动,对于术后暂不能下床者可行患肢等张性肌肉收缩(图 5-2-15),另外,健肢及双上肢也应自主活动,避免加重骨质疏松及废用性肌萎缩。

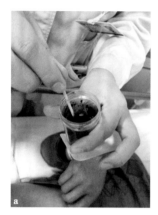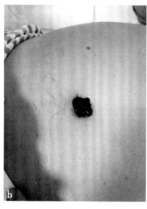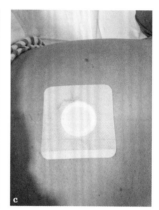

图 5-2-14 神阙贴敷促进排便

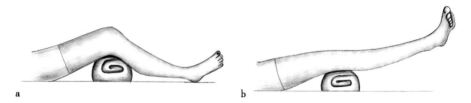

图 5-2-15 股四头肌等张收缩训练

四、人工全髋关节置换

(一)适应证

■ 一般认为,75 岁以内手术耐受较好、术前并发症较少、室外活动为主以及对手术期望值较高的患者可采用全髋关节置换术。

■ 有文献报道,尽管全髋关节置换术手术创伤大、手术时间长、术后脱位率较高,但依股骨颈骨折术后中长期效果来看,全髋关节置换术效果最佳,并且发达国家仍以全髋关节置换术治疗为主。

(二)禁忌证

同人工股骨头置换。

(三) 手术操作

1. 手术入路

ER-5-2-3 人工全髋关节置换

■ 髋关节置换的常见入路为前侧入路及后外侧入路（图 5-2-16），每种入路各有优缺点，临床可以根据手术医师对每种入路的熟练情况来选择。

■ 后外侧入路具有操作简便、不损伤臀中肌及股骨侧暴露良好等优点，是临床医师最常采用的手术入路，但由于其破坏了髋关节的后方结构，不可避免地造成了后方软组织的薄弱，容易导致术后的髋关节后脱位，但有文献报道对髋关节后方结构的修复和加强重建可以明显降低脱位率。

■ 直接前方入路（direct anterior approach，DAA）是从 Smith-Peterson 入路改良而来的。它从阔筋膜张肌和缝匠肌及股直肌间隙进入，完全不用切断任何肌肉。完整保存的肌肉解剖结构有利于患者术后肌肉力量的迅速恢复和早期进行康复锻炼。

■ 与常规手术入路相比，前侧入路由于受到切口的限制，在关节显露及假体植入等多个手术环节均有较高的技术要求，尤其是假体柄置入，因此需要较长的学习曲线。另外，前侧入路需要对旋股外侧血管分支进行良好显露和结扎，以及对股外侧皮神经的保护，以避免造成出血、血肿形成和神经支配区域感觉障碍。

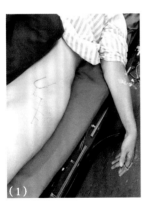
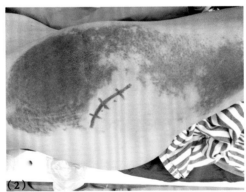

（1）　　　　　　（2）

图 5-2-16　髋关节置换入路

2. 髋臼假体的植入

■ 坐骨神经位于外旋肌短群与臀大肌之间，在牵拉切口后方软组织时需要注意避免过度牵拉。

■ 髋臼显露清楚后用髋臼锉加深扩大髋臼，一般先用小号髋臼锉（直径

44mm)加深髋臼至软骨下骨有点状出血时,再依次用大一号的锉进行扩大髋臼,一般每大一号增加2mm。

■ 在锉臼过程中要保持髋臼锉与髋臼开口平行,确保髋臼周边均受到磨削,同时应该磨除全部的关节软骨,直至髋臼锉已切至髋臼边缘骨质内,刮除臼底残留的软组织,若髋臼底有小的囊变区可用刮匙将其刮除,并用松质骨填塞植骨。

■ 用髋臼假体试模时应注意确保患者处于完全侧位,否则体位的前倾或后倾均可导致髋臼假体置入位置的改变,合适的髋臼假体应比骨性髋臼大1～2mm,这样可达到紧密压配而且具有较大的初始稳定性,注意在打入假体时不可用强行暴力,否则可能导致髋臼骨折的发生。

■ 合适的髋臼假体植入后应该与真臼敷贴,对于臼底部尚有少许间隙而又不准备重新调整假体位置者,可于假体底部的螺孔内填塞少许骨屑。

■ 从理论上讲,髋臼假体植入的角度是外倾45°,前倾15°,但术中无法测量。临床实践证明,只要假体周边与真臼边缘平行,安放的髋臼假体角度即为合适。

■ 大部分髋臼假体都有防后脱位的设计,一般都在负重区即后上方,左侧应在"1～2点"的位置,右侧应在"10～11点"的位置。

■ 一般在髋臼后上及后下象限使用螺钉固定,软钻应垂直钻入,钻孔深度一般为1.5～2cm,若钻孔偏心或呈锐角则拧入螺钉时螺钉帽不能完全拧入,高出假臼底部则会影响聚乙烯内衬的置入,一般用6.5mm的自攻螺钉,在前下象限拧入螺钉时要特别注意螺钉不可过深,一般不要超过2cm以免伤及髂内血管。

3. 股骨假体的植入(以生物型为例)

■ 可用圆凿将大转子内侧梨状窝处多余的骨质去除,在梨状窝处插入小号的髓腔锉,进入点应略偏后外,插入髓腔后向股骨内髁方向钻入,逐渐增大髓腔钻的直径,直至磨到坚硬的骨皮质有"咔咔"响声为止。

■ 处理股骨近端髓腔时锉的方向应与髓腔钻的方向完全一致,将锉轻轻打入直至锯齿缘与股骨颈截面平齐的深度,逐渐增大髓腔锉,锉的尖端直径不可超过最后一次扩髓的髓腔钻的直径,均匀击打髓腔锉使其缓慢进入,若击入受阻则不可强行暴力击打,以免股骨近端发生劈裂骨折。

■ 当最后使用的髓腔锉锯齿缘已与股骨颈截面平齐时,则认为是合适的假体柄的大小,仔细检查锉在髓腔内的稳定程度,若有轻微活动应再选大一号的锉,直至在髓腔内完全稳定。

▪ 用股骨距平台锉修整股骨颈截面,安装股骨头试模,测试颈长,若复位困难勿强行复位,应改为颈长较短的试模,并可用挤压器顶在股骨头的顶端将其向髋臼内挤压。

▪ 在检查髋关节的稳定性时,如果牵拉患肢出现股骨头离开髋臼大于5mm并很容易脱出则应改用加长颈假体,如果复位后患肢伸直受限应改为短颈假体。

▪ 安装选定的假体时需注意维持髓腔锉确定的前倾角,用挤压器轻轻击打,将假体击打到位后拧入防旋钉,选择合适颈长的假体头装于假体柄上,并用挤压器将其捶紧,再次全方位活动髋关节证实其稳定性。

4. 生物型假体与骨水泥型假体的说明

▪ 有观点认为,高龄股骨颈骨折患者多伴有严重骨质疏松,骨质量和强度较差,不利于生物型股骨假体微孔中骨长入;而骨水泥型假体可以提供术后即刻稳定效果,在骨组织—骨水泥—假体界面之间不会发生任何微动,允许患者早期下地负重,减少老年患者卧床时间和潜在的并发症发生率,因此较生物型假体有一定优势。

▪ 也有观点认为,生物型假体由于具有多孔结构,可以提供可靠的成骨能力,并可限制远端自发溶骨性疾病的发生,并且骨水泥型假体在术中容易出现心脑血管问题而导致手术的失败,故随着假体材料的改进生物型假体是一个很好的选择。

▪ 一般认为,骨水泥型假体较生物型假体稳定性更高,但是骨水泥有一定的毒性,有可能造成骨水泥置入综合征,表现为骨水泥置入后的低血压、低氧,甚至心脏停搏等可能性。

▪ 总之,两种假体具有不同的优缺点,临床中应根据术前骨密度测定、X线检查及术中所见综合判断选择骨水泥型或生物型假体,结合髋关节三维CT检查,预判选用假体的大小及安放的角度与位置。

(四)并发症的防治

1. 神经损伤

▪ 由于术中直接损伤、牵拉及压迫等均可导致髋关节周围的坐骨神经、股神经及闭孔神经发生不同程度的损伤。有文献报道,全髋关节置换术中神经损伤的发生率为1.3%,其中以坐骨神经高位分出的腓总神经不全损伤多见。

▪ 老年患者尤其是体质瘦弱者髋关节周围软组织很薄,后侧入路或后外侧入路都不必常规显露坐骨神经，在分离及拉钩时应特别注意保护坐骨神经，用纱垫将其连同臀大肌、外旋肌短群一并牵开，勿用力牵拉。

■ 术后患肢位置不当也可引起位于腓骨颈部位的腓总神经麻痹，患肢应垫一薄枕，避免腓骨颈部受压；对已经出现的神经损伤应予以对症处理，包括使用防止足下垂的支具固定、给予神经营养药物以促进神经恢复（图5-2-17）。

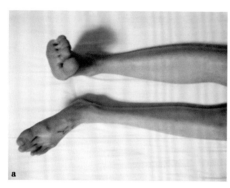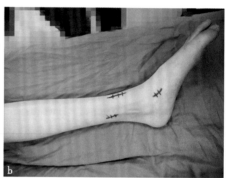

图 5-2-17　足下垂的表现

■ 一般情况下，神经牵拉伤的大部分病例在术后3个月内神经功能都可逐渐恢复，部分病例可能恢复不完全。

2. 深静脉血栓形成

■ 深静脉血栓形成可以发生在术后数周或数月，被认为是人工关节置换术后一种严重的并发症，尤其是血栓脱落发生肺栓塞者，病死率高达50%。

■ 深静脉血栓发生的时间大部分在术后1周内，也有术后2～3周发病者，主要表现为整个下肢非凹陷性肿胀、大小腿周径均较健侧增粗，临床上可出现低热、实验室检查D-二聚体多为明显波动升高，比较精确的诊断方法是行多普勒超声检查。

■ 对于下肢深静脉血栓形成主要在于预防，术后24h开始皮下注射低分子肝素钠注射液5000U，用10～14d。

■ 在术前即训练患者做患肢等长的肌肉收缩练习，尤其是足踝部的强力背伸及跖屈动作，可促进血液回流预防血栓形成，同时可以起到预防废用性肌萎缩的作用。

■ 对于已经发生下肢深静脉血栓者，应尽快行溶栓治疗，有条件者应请血管外科医师会诊以协助治疗，同时注意患肢应制动避免主动及被动活动，尤其是在血栓形成早期，以防血栓脱落而形成致死性的肺栓塞（图5-2-18）。

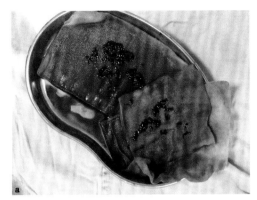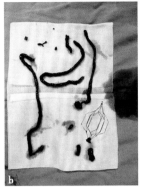

图 5-2-18　深静脉血栓与滤网

3. 下肢不等长

■ 人工全髋关节置换术后双下肢不等长比较常见，而且以患肢术后长于健肢者多见，为了减少医患之间不必要的纠纷，最好在术前与患者沟通时解释清楚术后患肢可能存在不等长，一般双下肢相差 2cm 以内都无大碍（图 5-2-19）。

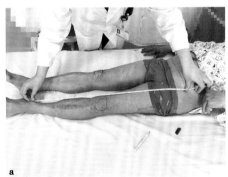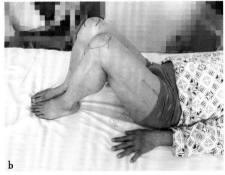

图 5-2-19　双下肢不等长

■ 肢体过长的原因有术中截骨预留股骨距过长、股骨假体打入不到位以及髋臼加深不够致髋臼假体外移等。

■ 术后患肢长于健肢在 2cm 之内者，大部分通过骨盆的代偿功能而无明显影响，但患肢长于健肢超过 2cm 时多数患者会感到不适，走路时出现轻微跳跃状，一般情况下可于健侧鞋跟部垫高使其逐渐适应，极少有因为患肢过长而再次行翻修术者。

4.术后脱位

▪ 采用前侧入路时臼标前倾过大或假体前倾角过大则易发生前脱位,后侧入路或后外侧入路若臼标后倾角度过大、股骨假体颈部前倾角度过小等均可发生后脱位(图5-2-20)。

▪ 人工股骨头置换术后发生脱位的概率较小,一旦脱位则多需要切开复位;而人工全髋关节置换术后发生脱位闭合复位常较容易,但复位后不稳定居多,仍可反复脱位,这时应该调整颈的长度或假体的位置,一般也需要切开复位。

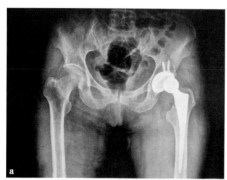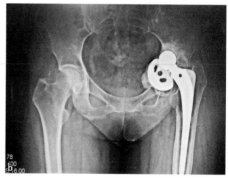

图 5-2-20　全髋关节置换术后脱位

5.假体周围骨折

▪ 人工全髋关节置换术中可发生股骨干骨折,尤其骨质疏松严重者术中进行患肢牵拉、旋转、过度屈伸时均可发生骨折,另外扩髓时也常见骨折现象。因此,术中遇有复位困难时切勿强行操作,需要冷静分析并找出原因,避免股骨干骨折的发生。

▪ 术后发生股骨干骨折者多为摔伤所致,与其他部位骨折一样只是受到外力后才发生(图5-2-21)。

6.假体松动

▪ 假体松动的早期主要临床症状是活动时髋部或大腿部位疼痛,尤其是变换姿势时疼痛,稍加活动后疼痛又逐渐缓解,但随着时间的延长疼痛等症状将趋于明显。

▪ 无论是骨水泥型假体还是非骨水泥型假体置换,晚期几乎都涉及假体松动的问题,假体松动的诊断主要是根据患者的临床症状、连续的 X 线片表现来确定(图5-2-22)。

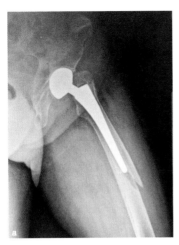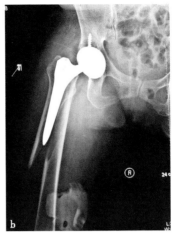

图 5-2-21　关节置换术后假体周围骨折

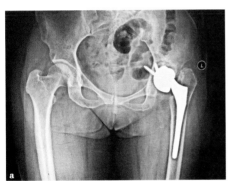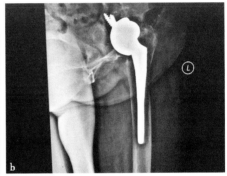

图 5-2-22　假体松动伴髋关节半脱位

　　■ 对于已经确定为假体松动且临床症状明显者,应考虑翻修,但翻修术要远比初次髋关节置换术复杂,术中创伤大失血多需要详细评估患者身体情况。

　　7. 感染　人工全髋关节置换术后感染是一种灾难性的并发症,感染可发生在术后数天也可发生在术后数月内,其发生率约为1%。

　　(1)急性感染的处理

　　■ 急性感染多发生在术后未拆线之前,除髋部出现红肿疼痛甚至破溃流脓外(图5-2-23),还可出现全身症状,如体温升高、血白细胞总数升高、中性白细胞升高、血沉增快及C反应蛋白升高等。

　　■ 一旦出现上述情况,应尽快采取病灶清除、抗生素骨水泥置入及充分引流,至于假体是否同时取出应视情况而定,对于固定牢固而取出极其困难,且清创又很彻底的情况下可以保留假体,但原则上关节置换后的早期急性感染应该取出假体，否则，清创不彻底急性感染可转为慢性感染。

■ 假体取出后关节腔内放置抗生素骨水泥，选择有效的抗生素持续滴注以防治感染，一般要 2～4 周。

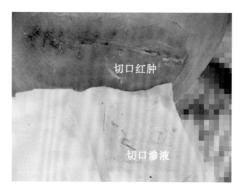

图 5-2-23　髋关节置换术后感染的切口像

（2）迟发性感染的处理

■ 迟发性感染一般发生在术后半年至 2 年，常被认为是一种低毒性或隐匿性感染，术后逐渐感到髋部疼痛，活动后加重，体温和血常规大部分在正常范围，但 C 反应蛋白可能会增高。

■ 在诊断上比较困难，甚至有时将该类症状归为假体松动范畴，但绝大部分迟发性髋关节置换后的深部感染都伴有不同程度的假体松动（图 5-2-24）。

■ 诊断的确立只能通过综合分析，包括病史、影像学改变、实验室资料等，必要时可进行关节腔穿刺，将吸出的关节腔内液体进行细菌涂片及培养，进一步证实感染是否存在。若诊断确立，应该尽快进行关节清创、假体取出、放置抗生素骨水泥。

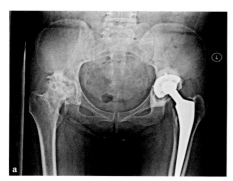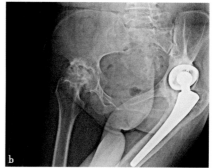

图 5-2-24　髋关节置换术后感染的 X 线表现

（3）晚期感染的处理：可发生于术后2年以上，与全髋关节置换术多无直接关系，可能由体腔其他部位存在的感染灶经由血行传播所致，临床表现与处理大致与迟发性感染相同。

（五）髋关节置换术后的康复护理

1. 床上功能锻炼

■ 手术当天避免过多活动，注意体位合适，防止假体脱位及伤口出血，家属需要帮助抬臀、按摩，以防压疮发生（1～2次/h），另外术者需要注意把术后注意事项向患者家属详细交代，以取得合作。

ER-5-2-4　关节置换术后功能康复

■ 术后第1天，因术后疼痛或畏痛，多数患者对患肢活动有恐惧感，在给予患者有效的药物止痛后可帮助其被动活动，如腿部肌肉的按摩、踝关节和膝关节的被动活动、做引体向上运动等（1～2次/h）；同时指导患者进行深呼吸、有效咳嗽和排痰，并给予拍背（5～10次/h）；另外，指导其进行腿部肌肉的等长收缩练习，上下午各5～10min。

■ 术后第2d开始，继续每天多次深呼吸、拍背，并加强腿部肌肉的等长和等张收缩训练及关节活动（上、下午及睡前各锻炼20～30min），同时可行引体向上运动（3～4次/h），锻炼时尽量独立完成，但注意运动量由小到大，活动时间由短到长，所有的床上活动均在患肢外展中立位的状态下进行。

2. 离床功能锻炼

于术后4～5d病情平稳后开始进行，在此之前可以行卧位到坐位的训练为离床做准备。

■ 卧位到坐位的训练：患者双手拉住拉手或用力支撑床面，屈曲健肢，患肢保持伸直位，移动躯体至健侧床沿；护士在健侧协助，一手托住患侧足跟部，另一手托住患侧腘窝部，随着患者的移动而转动，使患肢保持轻度外展中立位，最后将双小腿自然垂于床边。

■ 坐位到立位的训练：护士帮助患者移至健侧床边，健肢先离床并使足部着地，患肢外展屈髋小于45°，由他人协助抬起上身，使患腿离床并使足部着地，再扶住助行器站立，一般开始时先站立5～10min，如无不适，逐渐增加站立时间。

■ 部分负重步行训练：患者在床旁助行器辅助下站立5～10min（视个人体力情况而定），无不适时在床周行走数步，护士在旁扶持，观察有无虚脱情况发生，患者自身条件允许可以让其在病房内行走，步行距离逐渐延长，时间逐渐增加，但每次不超过 30min，上、下午以及睡前各 1 次，行走时，患肢始终保持外展 30° 左右，并有护士或家属在旁守护以防意外。

■ 上床练习：患者双手拉住拉手，健侧肢体先上，护士托住患肢足跟和腘窝处，协助患者将患肢放于床上，及时评估患者的功能锻炼效果，并采取适当的措施。

3. 出院指导

■ 体位指导：采取平卧或半卧位，3 个月内避免侧卧，侧卧位时需在两膝间放置枕头，不允许向健侧肢体侧卧位；坐位时尽量靠坐有扶手的椅子，同时避免坐过矮的凳子；不可将患肢架在另一条腿上或盘腿，站立时患肢外展且在 6 个月内患肢避免内收及内旋动作（图 5-2-25）。

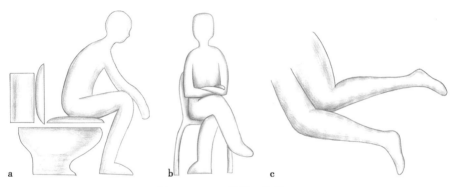

图 5-2-25 三种错误的体位
a. 坐矮凳；b. 盘腿；c. 侧卧

■ 日常活动指导：指导患者正确更衣（如穿裤时先患侧后健侧）、穿袜（伸髋屈膝进行）、穿鞋（穿无需系鞋带的鞋）；注意合理调节饮食，注意戒烟戒酒；尽量减少患髋负重及各旋转应力（图 5-2-26），避免髋关节过度屈曲，不坐矮凳。

4. 随访及注意事项

■ 术后半年内每个月复查，之后每半年复查一次，通过摄 X 线片观察是否有假体松动或位置改变。

■ 如果患者情况良好，应鼓励患者增

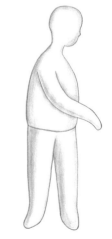

图 5-2-26 髋部过度旋转活动示意图

加活动量,特别加强髋关节外展肌、屈髋、屈膝肌的锻炼,但必须避免髋关节遭受应力,如爬梯、跳、跑、提重物等。

▪ 髋关节置换术后患者如需拔牙或泌尿生殖系统手术等任何可能引起菌血症的情况,均应给予抗生素治疗,并要严密观察髋关节有无任何感染症状,另外体形肥胖的患者要适当减肥。

第三节 热点探讨

一、内固定与关节置换的选择

▪ 老年股骨颈骨折术式的选择,应根据患者的性别、年龄、骨折类型及全身合并症等综合情况进行全面科学的评估,以选择科学合适的术式。

▪ 目前一般认为空心钉内固定治疗股骨颈骨折具有手术时间短、创伤小、费用低等优点,但是多数老年患者伴有骨质疏松,内固定的稳定性要充分考虑,对于不稳定的股骨颈骨折患者需要较长时间卧床,且较多学者认为不能早期负重,这严重影响了患者的生活质量,另外还存在骨折不愈合及股骨头坏死等可能性。

▪ 髋关节置换可以彻底解决老年股骨颈骨折患者骨折不愈合和股骨头缺血性坏死等主要问题,可以尽量避免压疮、呼吸系统感染和泌尿系感染等并发症的发生。

▪ 有研究认为,空心钉内固定治疗股骨颈骨折后未出现骨折不愈合及股骨头坏死的情况下,中远期疗效与关节置换无显著性差异。但近年随着医学工艺和医疗技术的发展和成熟,许多研究发现关节置换术后患者能够获得较好的髋部功能和生活质量,且二次手术率较低,但是存在创伤大、脱位等缺点(图 5-3-1)。

▪ 目前,一般认为能够接受关节置换的指征是患者年龄大于 65 岁。对于有较强的活动要求,同时身体状况整体较好、伤前能够保持自主负重活动的患者,可以考虑行全髋关节置换。但是,对于基础疾病较多、平时活动量较少的患者可以考虑行人工股骨头置换以利于患者早期负重和早期锻炼,改善患者生活质量。

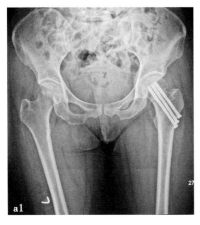
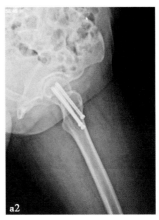
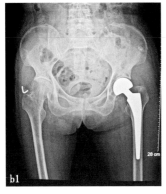
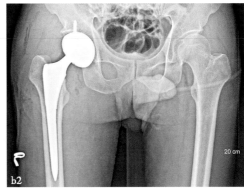

图 5-3-1　股骨颈骨折术后片
a. 空心钉固定术后；b. 关节置换术后

二、全髋关节置换与股骨头置换的选择

■ 全髋关节置换术或人工股骨头置换术是老年股骨颈骨折患者较好的治疗方式，可以有效地恢复髋关节功能，并降低其他系统并发症的发生率，但是这两种治疗方案也存在着一定的不足。

■ 全髋关节置换术是采用人工假体替换损伤的全髋组织的手术方式，有效解决了老年股骨颈骨折因供血障碍、骨质疏松造成的骨折不愈合、股骨头坏死等问题，但也因为手术过程较为复杂，手术时间较长和手术创伤较大，给老年患者带来的手术风险较大，同时术后存在一定的关节脱位率。

■ 人工股骨头置换术可有效减少患者的手术创伤，缩短患者术后的康复时间，但是远期存在髋臼磨损等问题，影响患者术后髋关节的功能。

■ 因此,对于高龄、对手术创伤耐受能力低、手术风险较大的患者,可优先选择人工股骨头置换术,并且有人认为 75 岁为手术年龄的界限,同时在制订手术方案前应详细评估患者的基础情况以保证手术的安全性,并注意以提高患者的生活质量为治疗目标。

三、骨水泥型假体与生物型假体的选择

■ 老年患者往往合并骨质疏松症,选择骨水泥型股骨假体或是生物型股骨假体依然存在一定争议。

■ 既往很多研究和髋关节指南都肯定了骨水泥型假体的临床效果,尤其对于伴有骨质疏松的高龄患者,骨水泥假体可以提供良好的早期咬合力,并能很好地适应骨质不良的股骨髓腔,从而使高龄患者能够更早地恢复髋关节功能,减少其他系统并发症的发生。但也有报道显示,骨水泥型假体术中有可能发生骨水泥植入综合征,导致较高的术中及术后早期死亡率,术前伴有心肺功能障碍的患者尤其如此,远期翻修也更加困难。

■ 生物型假体可以避免发生骨水泥置入综合征,并且可以缩短手术时间,但生物型股骨假体要求假体柄与股骨干骺端及髓腔有良好的匹配,否则将会导致假体近期或远期的松动、下沉,尤其是 Dorr C 烟囱型的股骨髓腔,术中、术后易出现假体周围骨折及假体不稳定等并发症。

■ 目前随着生物型髋关节假体在柄型设计、表面涂层处理以及关节置换手术技术的极大提高,高龄患者选择生物型股骨假体柄在临床上已取得较好的中远期效果,因此越来越多术者选择生物型股骨假体。但是,需要注意患者骨质量较差时,骨组织长入所需要的时间更长,在鼓励患者早期下床活动的同时需要建议其在术后 8 周内借助助行器或扶拐,避免早期双下肢完全负重。

四、内固定术后负重时间的探讨

■ 股骨颈骨折内固定术患者的远期并发症主要为骨不连与股骨头缺血性坏死,有学者认为中早期负重活动对股骨颈骨折术后的影响最大,尤其是对于股骨颈内固定术后下地的时间国内相对保守,并且没有明确的证据支持。

■ 出于对股骨颈骨折术后股骨头缺血性坏死及骨折不愈合等并发症的担忧,有人认为术后较长时间的卧床可以减小对骨折端的刺激,为骨折的顺利愈合提供更稳定的环境,因此有临床医师认为卧床 2 周才能扶拐下地,也有人支持卧床 3 个月,甚至有人认为股骨颈骨折术后应该严格卧床 6 个月。

■ 其实影响股骨头缺血坏死发生的主要因素有骨折类型、骨折的复位情况以及局部血运等,因此早期准确复位、可靠内固定、减少局部血供破坏和改善局部血流灌注能有效减少股骨颈骨折术后股骨头缺血坏死的发生。

■ 随着内固定材料的不断创新及手术技术不断提高,对于稳定的骨折类型的患者可以早期负重但不能负重行走,即"动态不负重,静态合理负重",3 个月以后可以在助行器辅助下部分负重行走直至完全负重行走,而对于不稳定骨折类型的患者则主张在 3 个月内避免负重,3 个月后开始部分负重及行走。总之,股骨颈骨折内固定术后的负重时间需要根据骨折的类型及术中固定的稳定性等决定,但无论患者负重时间的早晚都需要积极引导患者合理的功能锻炼以预防术后并发症的发生。

五、股骨颈骨折的围术期牵引讨论

■ 术前牵引一直具有争议性,其主要目的在于缓解疼痛,减少患肢移动,以降低骨折端移位或移位加重的可能,然而也有人认为不合理的牵引将会导致关节囊的压力增高,继而影响股骨头周围血运,即"填塞效应",从而增加股骨头缺血性坏死的发生率。

■ 有研究发现,髋关节囊内压达到 40mmHg 时将足够减少股骨头周围的血供,关节囊内压力高于 80mmHg(即相当于动脉舒张压的水平)时,股骨头的血流灌注将显著下降。

■ 有研究表明,未发生过度牵引者股骨头坏死率为 27.8%,发生过度牵引者股骨头坏死率为 42%。另外,也有研究显示患肢牵引时保持患肢于髋关节屈 30°、膝关节屈曲 30°、外展 10°旋转中立位可以降低髋关节腔内压力,使得股骨头血运增加,对此有临床报道空心钉固定术后继续行胫骨结节牵引 3 周,牵引重量为 1.5kg,维持患肢于髋关节屈曲 30°,膝关节屈曲 30°,外展 10°及旋转中立位,可有效地促进骨折愈合,减少股骨头坏死的发生。

■ 不良的术前持续牵引可能导致患髋伸直内旋位,此时关节囊处于紧张状态,关节囊容积缩小,导致关节囊压力升高;相反,髋关节囊内压在屈曲、外旋位时,关节囊处于松弛状态,关节容积增大,关节囊内压随之下降。因此,有研究者指出股骨颈骨折的治疗过程中应避免患髋关节过度内旋及牵引重量过大,以免进一步引起囊内压升高,加重股骨头缺血(图 5-3-2)。

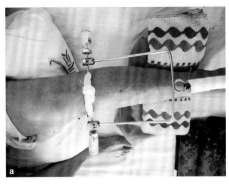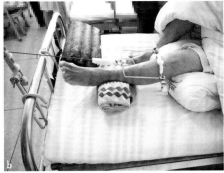

图 5-3-2　胫骨结节牵引

参 考 文 献

1. 梁雨田,唐佩福. 老年髋部骨折. 北京:人民军医出版社,2009.

2. 唐佩福,王岩,张伯勋,卢世璧. 解放军总医院创伤骨科手术学:创(战)伤救治理论与手术技术. 北京:人民军医出版社,2014.

3. 秦素,罗栋新,李广安,等. 股骨近端空心钉解剖锁定钢板内固定治疗股骨颈骨折32例临床分析. 中国骨与关节损伤杂志,2014,29(6):74-75.

4. 谢建军,曾剑文,付剑平,等. 股骨近端空心钉锁定钢板治疗股骨颈骨折. 中国矫形外科杂志,2014,22(10):943-945.

5. 张清华,张光武,栗剑,等. 骨水泥型与生物型半髋关节置换术治疗老年移位股骨颈骨折的疗效分析. 临床和实验医学杂志,2015,14(16):1380-1382.

6. 朱旭日,孙光权,刘锌,等. 高龄骨质疏松陈旧性股骨颈骨折:应根据股骨距-髓腔比率选择股骨假体. 中国组织工程研究,2015,19(17):2631-2637.

7. 王裕民. 骨水泥与非骨水泥型假体全髋关节置换术后疗效比较的系统评价. 中国矫形外科杂志,2015,23(24):2242-2248.

8. 周源,工静成,胡翰生. 高龄股骨颈骨折全髋与半髋方式的选择. 中国组织工程研究,2014,18(17):2637-2643.

9. 王雷,刘庆宽,张元民,等. 全髋与半髋置换治疗老年股骨颈骨折的比较. 中国组织工程研究,2013,17(22):4013-4018.

10. Lowell JD. Results and complications of femoral neck fractures. Clin Orthop Relat Res,1980,152:162-172.

11. Barren W P,Turner S E,Leopold J P. prospective randomized study of direct anterior vs postero-lateral approach for total hip arthroplasty. J Arthroplasty,2013,28(9):1634-1638.

12. Kassolik K, Kurpas D, Wilk I, et al. The effectiveness of massage in therapy for obturator nerve dysfunction as complication of hip joint alloplasty-case report. Rehabil Nurs, 2014, 39(6): 311-320.

13. Lilot M, Meuret P, Bouvet L, et al. Hypobaric spinal anesthesia with ropivacaine plus sufentanil for traumatic femoral neck surgery in the elderly: a dose-response study. Anesth Analg, 2013, 117(1): 259-264.

14. Burgers PT, Hoogendoorn M, Van Woensel EA, et al. Total medical costs of treating femoral neck fracture patients with hemi- or total hip arthroplasty: a cost analysis of a multicenter prospective study. Osteoporos Int, 2016, 27(6): 1999-2008.

15. Bel JC, Carret JP, et al. Total hip arthroplasty with minimal invasive surgery in elderly patients with neck of femur fractures: our institutional experience. Injury, 2015, 46(1): 13-17.

16. Vidovic D, Matejcic A, Punda M, et al. Periprosthetic bone loss following hemiarthroplasty: a comparison between cemented and cementless hip prosthesis. Injury, 2013, 44(3): 62-66.

17. Zhao Y, Fu D, Chen K, et al. Outcome of hemiarthroplasty and total hip replacement for active elderly patients with displaced femoral neck fractures: a meta-analysis of 8 randomized clinical trials. PLoS One, 2014, 9(5): 1-7.

18. Okcu G, Özkayın N, Erkan S, et al. Should full threaded compression screws be used in adult femoral neck fractures? Injury, 2015, 46(2): S24-28.

19. Zhou Z, Yan F, Sha W, et al. Unipolar versus bipolar hemiarthroplasty for fisplaced femoral neck fractures in elderly patients. Orthopedics, 2015, 38(11): 697-702.

20. Langslet E, Frihagen F, Opland V, et al. Cemented versus uncemented hemiarthroplasty for displaced femoral neck fractures: 5-year followup of a randomized trial. Clin Orthop Relat R, 2014, 472(4): 1291-1299.

21. Støen RØ, Lofthus CM, Nordsletten L, et al. Randomized trial of hemiarthroplasty versus internal fixation for femoral neck fractures: no differences at 6 years. Clin Orthop Relat R, 2014, 472(1): 360-367.

22. Lu Q, Tang G, Zhao X, et al. Hemiarthroplasty versus internal fixation in super-aged patients with undisplaced femoral neck fractures: a 5-year follow-up of randomized controlled trial. Arch Orthop Trauma Surg, 2017, 137(1): 27-35.

第六章　股骨转子间骨折

■ 治疗目标：
- 缩短卧床时间，减少并发症。
- 改善生活质量，降低病死率。

第一节　基础理论与概念

一、概述

■ 股骨转子间骨折是创伤骨科的常见病，其发生率约占成年人总骨折的3.13%，占股骨骨折的24.56%，占股骨近端骨折的50%。

■ 据统计，股骨转子间骨折死亡率在15%～30%，保守治疗患者1年死亡率达到26%，手术治疗患者1年死亡率仍有11%～18%，严重影响老年患者的健康。

■ 与老年股骨颈骨折相比，老年股骨转子间骨折患者平均年龄相对更高、伤前活动能力差、行走时辅助支撑依赖性相对较高，但是骨折部位血运丰富，很少发生骨折不愈合以及股骨头缺血性坏死。

■ 老年人常常伴有循环系统、呼吸系统、内分泌系统等多种内科基础疾病，机体总体功能相对较差，合理的围术期管理对于患者术后的恢复具有重要的意义。

■ 手术治疗目的是使患者可以早期进行锻炼，减少卧床时间，降低并发症的发生率，从而降低病死率，改善生活质量。

二、应用解剖

1. Singh 指数　是通过 X 线平片判断股骨近端骨丢失的半定量形态学指标,其根据压力骨小梁和张力骨小梁的分布以及在骨质疏松情况下先后消失的顺序来进行分级,骨质疏松病理程度越严重则级数越低,临床内固定的失败率也越高(图 6-1-1)。

2. 尖顶距　是正侧位 X 线片上拉力螺钉尖至股骨头-颈中轴线与股骨头关节面交点的距离之和,一般小于 25mm 或 20mm,是评价拉力螺钉的位置及预测螺钉切出风险的一项指标(图 6-1-2)。

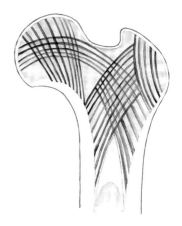

图 6-1-1　股骨近端骨小梁分布图

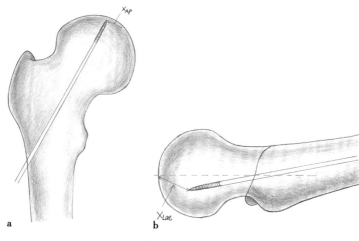

图 6-1-2　尖顶距

TAD = Xap + Xlat

3. 股骨近端内侧壁　股骨近端结构中的内侧皮质与骨小梁承受主要应力,绝大部分负荷通过内侧结构传递,如果股骨近端内后侧壁结构(内侧壁、小转子、股骨距)失去完整性则失去了防止髋内翻的支持基础,容易进展为髋内翻畸形、内固定切割及肢体短缩等情况。

4. 股骨粗隆外侧壁　目前对于股骨粗隆外侧壁的区域划分仍不明确,解剖上常指上至股骨外侧肌嵴与大转子相接,下至小转子中点平面的股骨近端外侧皮质，完整的外侧壁对股骨转子间骨折内固定的稳定性有重要作用，能够支撑股骨头、股骨颈的骨块，对抗股骨干内移和头颈骨块旋转、内翻，防止螺钉后退切出（图6-1-3）。

5. 股骨粗隆部的肌肉附着　臀中肌、臀小肌附着于大转子，髂腰肌附着在小转子上，当发生骨折时大转子将受其牵拉向上、向外移位，小转子受其牵拉向上、向内移位，整体上出现患肢短缩、外旋畸形特征（图6-1-4）。

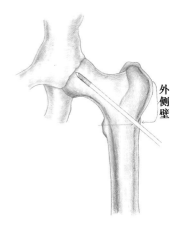

图 6-1-3　股骨粗隆外侧壁

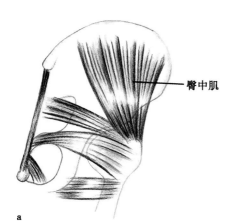

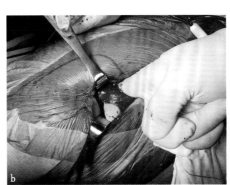

图 6-1-4　臀中肌示意图

三、损伤因素

■ 姿势和步态的紊乱，视力和听力的下降，强效镇静药物的使用将使老年人摔倒更为频繁，因此股骨转子间骨折多发生于滑倒摔伤。

■ 患者跌倒过程中，由于转子间承受了较大的扭转暴力，造成应力集中区的骨折，同时由于髂腰肌和臀中小肌的反射性收缩导致大小转子的骨折。

四、骨折评估

1. 临床表现

■ 一般骨折患者具有外伤史，伤后髋部疼痛、不能站或行走，下肢短缩及外旋畸形明显等临床表现。无移位的嵌插骨折或移位较少的稳定骨折则上述症状比较轻微。

■ 检查时可见患侧大转子升高,髋部肿胀及瘀斑,大转子部压痛明显,下肢纵向叩击痛。

■ 摄 X 线片可证实诊断(图 6-1-5),并区分骨折类型,临床高度怀疑可行 CT 或 MRI 或制动后 2 周复查 X 线片,但一定需要制动,防止骨折的再移位。

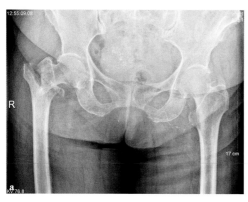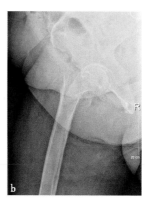

图 6-1-5 股骨转子间骨折的 X 线表现

2. 影像学评估

■ 拍摄正位 X 线片时应将患肢牵引内旋,消除外旋所造成的骨折间隙重叠,从而对于骨折线、小转子、大转子粉碎、移位程度作出正确的判断。

■ 拍摄健侧正位 X 线片有助于了解正常股骨颈干角、髓腔大小及骨质疏松情况,为正确选择治疗方法和内固定材料提供依据;侧位 X 线片有助于了解骨折块的移位程度及后侧壁的粉碎程度。

五、骨折分型

1. Evans 分型(图 6-1-6)

■ Ⅰ型骨折:骨折线由小转子向上和向外延伸,分为 4 个亚型。

● Ⅰa 型:骨折无移位,小转子无骨折。

● Ⅰb 型:骨折有移位,小转子有骨折,但复位后内侧皮质能附着,骨折稳定。

● Ⅰc 型:骨折有移位,小转子有骨折,但复位后内侧骨皮质不能附着,骨折仍不稳定。

● Ⅰd 型:粉碎性骨折至少包括大小转子 4 部分骨折块,骨折不稳定。

■ Ⅱ型骨折:为反斜行骨折,骨折线与Ⅰ型相反,由小转子向外向下延伸,骨折不稳定,该型骨折由于内收肌的牵拉,股骨干有向内侧移位的倾向。

2. AO 分型（图 6-1-7）

■ A_1 型：简单的两部分骨折，骨折线从大转子到远端内侧皮质，而内侧皮质只在一处断开。

● $A_{1.1}$ 型：内侧骨皮质的骨折恰位于小转子上。

● $A_{1.2}$ 型：骨折内侧与骨折远端有嵌插。

● $A_{1.3}$ 型：骨折通过转子干部的两部分骨折。

■ A_2 型：为经转子多块骨折，骨折线方向相同，但是内侧皮质至少两处断开。

● $A_{2.1}$ 型：有 1 个中间骨折块。

● $A_{2.2}$ 型：有 2 个中间骨折块。

● $A_{2.3}$ 型：有 2 个以上的中间骨折块。

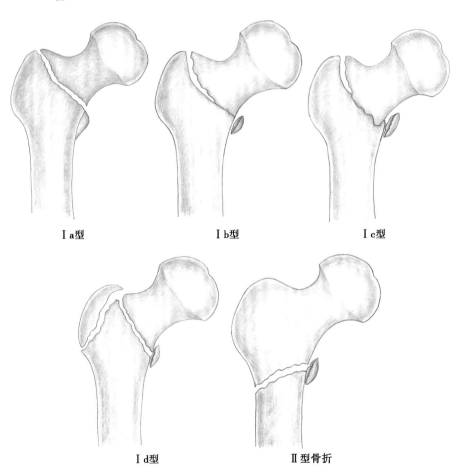

Ⅰa型　　　　　Ⅰb型　　　　　Ⅰc型

Ⅰd型　　　　　Ⅱ型骨折

图 6-1-6　股骨转子间骨折 Evans 分型

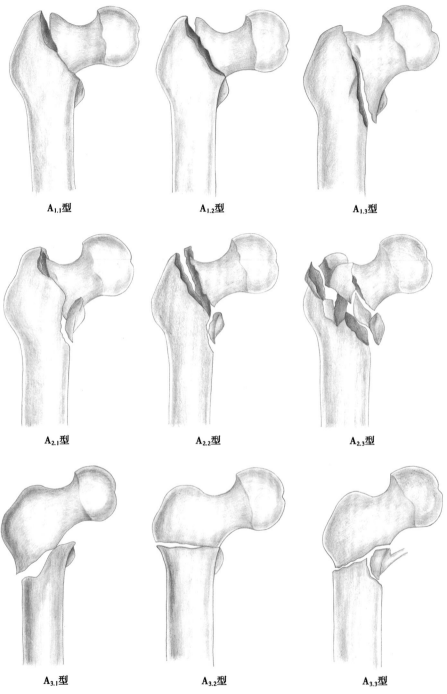

A_{1.1}型　　　　A_{1.2}型　　　　A_{1.3}型

A_{2.1}型　　　　A_{2.2}型　　　　A_{2.3}型

A_{3.1}型　　　　A_{3.2}型　　　　A_{3.3}型

图 6-1-7　股骨转子间骨折 AO 分型

■ A$_3$ 型：骨折线通过股骨外侧骨皮质的骨折，小转子与骨干部分连为一体，或骨折线从外侧远端向着小转子并终止于内侧小转子以上。

● A$_{3.1}$ 型：反向骨折，简单骨折。

● A$_{3.2}$ 型：横行骨折，简单骨折。

● A$_{3.3}$ 型：伴有内侧皮质以外的骨折。

第二节　手　术　治　疗

一、PFNA 内固定

（一）术前准备

■ 老年患者多有合并糖尿病、高血压等基础疾病，术前需要完善相关检查，并最好调控血压为 140/90mmHg、血糖为 10mmol/L 以下，以更好地适应麻醉与手术，必要时可以请心内科、内分泌科会诊。

■ 入院时常规行镇痛、抗凝、雾化及功能锻炼等处理，并完善相关检查，降低心肺并发症及血栓形成等发生率。

■ 术前 X 线片包括正位片及侧位片，详细观察小转子部位是否有粉碎骨块及粉碎骨块的大小，侧位片可评估后侧骨块的粉碎程度，同时测量健侧片了解正常股骨颈干角、髓腔大小及骨质疏松情况以确定术中所需的股骨近端抗旋髓内钉（PFNA）情况。

（二）手术时机

■ 由于受各因素的影响，手术时机的选择存在一定的争议，有研究表明老年髋部骨折后早期手术可明显降低术后并发症及 1 年内死亡率，这种优势在 80 岁以上患者尤为明显，故认为对全身情况稳定患者，宜在入院当天进行手术。

■ 也有研究显示，老年股骨转子间骨折患者在骨折后 4d 内无论行急诊手术还是延迟手术，预后都无明显差异，并且认为高龄患者术前应对其内科疾病进行治疗和护理使身体状况有所改善后手术，但不能超过 4～5d，否则有不利影响。

■ 我们认为，高龄患者术前必须进行全面系统的检查，及时发现和很好地控制基础疾病，并综合评估手术与麻醉的风险。对于无内科疾病或内科疾病较轻者，最好在 48h 内尽快完成手术；对于内科疾病较重、手术风险相对较大者，需进行内科调整，病情允许后尽快手术，但一般不超过 5d；对于基础疾病严重、手术麻醉风险大者，需与患者家属充分沟通病情，同时考虑放弃手术治疗。

（三）手术操作

1. 骨折的复位

（1）闭合复位与切开复位

ER-6-2-1　股骨转子间骨折 PFNA 固定

■ 闭合复位对骨折区域破坏较少，不影响血运和软组织，但需要较高的骨折复位技术和手术室条件才能实现良好的解剖复位。

■ 对于小转子分离时，需要根据内侧壁是否稳定而决定复位固定，如果失去稳定性且复位困难则需要切开复位固定；对于骨折线累及小转子下方的粉碎性骨折，术前需要预备复位钳、骨钩等工具辅助复位；对于合并大转子冠状面骨折时，术前通过克氏针对骨折块进行临时固定后再置入导针。

■ 切开复位虽然适合对骨折块的解剖复位，但不可避免会有较大的血运破坏，同时对患者损伤大、出血多，影响骨折愈合并增加并发症的发生率。

■ 我们既往采用"3-2-1"体表定位法结合小切口辅助复位基本能够达到复位的标准且术后并发症相对较低（图 6-2-1），因此，我们认为尽量采取闭合复位，对于部分闭合复位不满意者可以采取小切口辅助复位的方法（图 6-2-2）。

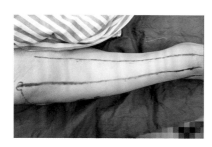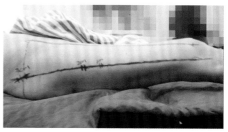

图 6-2-1　"3-2-1"体表定位法

● 下肢牵引中立位确定三条纵轴线，即①力线轴：腹股沟韧带内 1/3 点与髌骨中点连线；②前外侧辅助切口轴线：正常髂前上棘点与髌骨外侧沿连线；③切口轴线：股骨侧方正中线。

● 进针点切口定位：即在髂前上棘垂线与股骨侧方正中线交点为中心稍偏后斜 15°画一长 3cm 的标志线。

● 螺旋刀片切口定位：即以手术者的拇示指张大宽度来确定，示指上触髂前上棘向下张开拇指，拇指与股骨侧方正中线交接点为螺旋刀片斜向上进入点，以此交点为中心点水平画一长 2cm 的标志线。

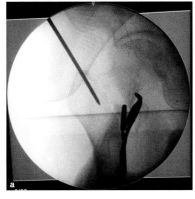
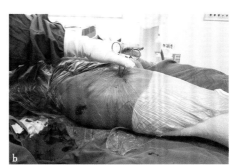
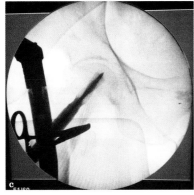
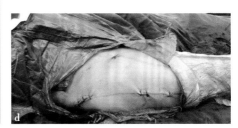

图 6-2-2　小切口辅助复位法

（2）复位的评价

■　一般认为，复位良好者正位像上显示内翻不超过 5°，外翻不超过 20°，侧位像成角小于 10°，同时内侧骨折块移位不超过 5mm（图 6-2-3）。

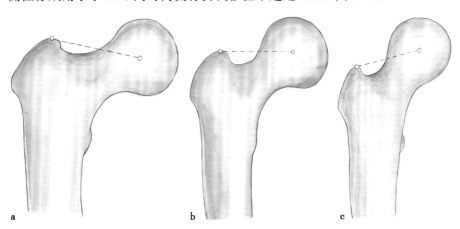

图 6-2-3　髋关节内外翻的简易判断方法

■ 判断旋转移位时可在透视下先将股骨髁调整至水平位置,再投照股骨近端标准侧位影像,即可获得真实的前倾角(图 6-2-4)。

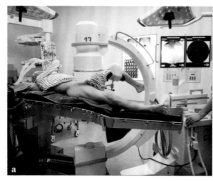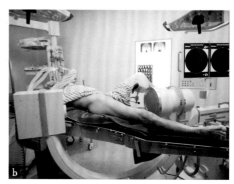
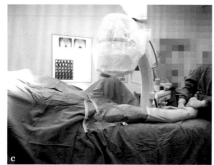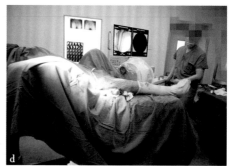

图 6-2-4 股骨近端投照位置图

■ 目前也有部分医师通过股骨近端内侧皮质是否支撑来评估骨折端的稳定性,其中股骨转子间骨折的远骨折端内上缘突向近侧骨折端内缘的内侧为阳性支撑,能限制骨块沿拉力螺钉轴线向外侧的过度退缩;近侧骨折端的内下缘突向远骨折端内上缘内侧的为阴性支撑,不能阻挡骨块退缩滑动,属于不稳定型(图 6-2-5)。

2. 插入主钉导针

■ 使用牵引床时,使患者上半身尽量偏于健侧、髋部尽量偏于患侧,同时尽量内收患肢可方便插入主钉导针。

■ 当骨折经过进钉点时需要施加一个向内的力量来维持复位,否则容易造成大转子部位的骨折再次移位。

■ 在插入主钉导针时要使患肢内收 15°～20°,同时持钻手尽量贴向患者胸壁可以保证导针位于髓腔内,否则极易于股骨内侧小转子处穿出。

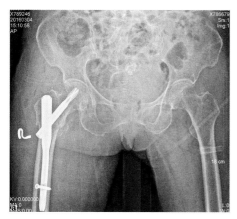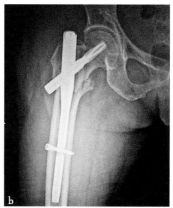

图6-2-5　股骨近端内侧皮质评估骨折端稳定性
a. 阳性支撑；b. 阴性支撑

▪ 进针点偏内会造成髋外翻，偏外会出现髋内翻，进针点靠后也会出现后方皮质分离、前方嵌插而出现骨折复位不良或再移位。我们认为，最好以股骨大转子顶点稍偏外侧0.5cm的前1/3与后2/3交界处为进针点。

▪ 选择正确的进针点插入髓内钉的导针并不确保能正确地扩髓通道，因为在近端扩髓时由于软组织的阻挡可能会使扩髓通道的中心外移，从而导致髓内钉插入困难。因此，我们认为在扩髓时可以将扩髓钻的尖端推向内侧施压，同时使用扩髓钻于开口处充分打磨为髓内钉插入提供足够的空间。

3. 主钉的置入

▪ PFNA主钉应该轻轻旋入或用锤子轻轻敲击，切忌暴力，以免导致骨折移位或医源性骨折。

▪ 透视像上要保证颈干角大于130°，否则需要退出导针，重新复位后再插入主钉并稍稍外展患肢，注意需要避免出现髋内翻以引发切割的并发症。

4. 螺旋刀片的置入

▪ 在打入导针及螺旋刀片的过程需要保持牵引状态，避免复位的丢失（图6-2-6）。

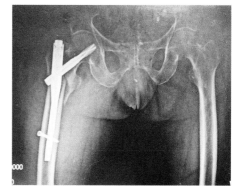

图6-2-6　骨折端复位的丢失

117

■ 导针在正位片上应当平行于股骨颈轴线并且位于股骨颈长轴偏下的位置，侧位片上导针应平行于股骨颈轴线。

■ 测量导针深度后打入的实际螺旋刀片长度应为实际深度减去5～10mm。

■ 打入螺旋刀片后可以根据骨折端的间隙及离股骨头软骨的距离选择是否加压。

5. 交锁螺钉的置入

■ 一些加长型PFNA尾端设计有两枚交锁螺钉，同时锁定会增加内固定的稳定性，但也产生更大的应力集中，因此一般较少行两枚交锁螺钉固定。

■ 对于稳定的转子间骨折可以采取动力锁定远端螺钉，对于不稳定的转子间骨折可以采取静力锁定，另一钉孔旷置以减少应力集中。

6. 操作要点及注意事项

■ 大转子顶端粉碎但顶端中央无骨折线则要向远侧延长切口，临时复位固定大转子后插入导针及扩髓，否则插入主钉后可造成主要骨折块的复位困难。

■ 若骨折线延伸至小转子下方，PFNA应选用加长型主钉，否则易出现内固定不牢靠，骨折端不稳定，发生骨折延迟愈合或不愈合，同时应力集中区域和主钉尾端距离过近可能会出现主钉尾部周围骨折。

■ 尽量在闭合复位满意后开始手术，如果在开口时检查发现复位不满意，则需要查找原因并使用辅助手段进行复位，只有复位满意后才可开口、扩髓，否则插入主钉后发现不理想就很难调整。

■ 入钉点偏外时置入主钉不仅可导致复位丢失、出现髋内翻，而且置入股骨头的螺旋刀片位置将偏高，增加螺旋刀片切割的风险。

■ 主钉的导针位置尽量在髓腔中间，不要紧贴一侧皮质，否则容易造成扩髓时骨皮质丢失过多及主钉插入困难。

■ 老年人大多肌肉松弛，牵引力量过大会导致骨折端分离，从而影响骨折愈合，因此，在主钉穿过骨折端后应适当放松牵引，避免骨折端分离。

■ 瞄准器把持下徒手置入主钉，动作轻柔防止骨折进一步移位及医源性骨折，若复位欠佳可用克氏针撬拨复位固定，同时注意防止股骨头颈部旋转移位。

（四）术后康复指导

■ 踝关节主动锻炼：用力向下伸足部尽量使踝关节伸直，保持3～5s后用力将足背屈（钩脚）再保持3～5s，

ER-6-2-2　股骨转子间骨折术后康复锻炼

每天做 4～5 次，每次 10～20 个，如此反复练习，主要有增加肌泵及股静脉流速的作用，也有利于下肢静脉的回流，可有效地预防深静脉血栓形成（图 6-2-7）。

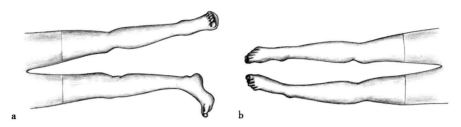

图 6-2-7 踝关节主动锻炼

■ 股四头肌等长性锻炼：从手术后第一天起就要开始进行股四头肌的等长运动，这种锻炼方式最好在手术前就指导患者掌握。如果刚开始练习的时候不容易找到肌肉收缩的感觉，可以在膝关节下面垫一个小毛巾卷，这样在收缩肌肉的同时有个伸膝向下压毛巾卷的动作趋势，就能很容易找到感觉。锻炼时用尽可能大的力度绷紧肌肉 5s 再放松算 1 次，每小时做 50～100 次，争取达到每天 1000 次。

● 股四头肌等张收缩训练：术后常用方法为床边坐位锻炼方法，具体为坐在床边双小腿自然垂下及双小腿伸直并缓慢落下，同时注意在双小腿伸直时尽量保持 10s，放下休息 2～5s，每种动作做 5～10 次，每天分上下午各做 1 次，肌肉力量增强后可加快频率并可在足踝处放置重物强化锻炼，但是运动不宜剧烈以避免引起疼痛（图 6-2-8）。

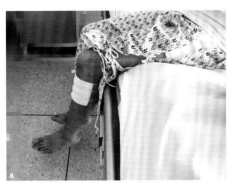 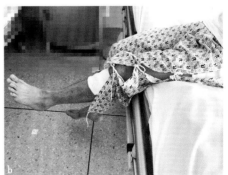

图 6-2-8 等张收缩运动

● 三点式或五点式支撑抬臀训练：患者用双手支撑床面，用健侧腿蹬床面，抬高上身及臀部称之为三点式；用双肩、双肘关节及头部作支撑，将整个上身及臀部抬高称之为五点式。每次至少抬高 15s，每 2h 做一次，可有效预防压疮，并锻炼了相应各关节的活动及相应肌肉的肌力。体质弱及肥胖患者可由他人用手托起腰臀部给予帮助，并按摩骶尾部促进血液循环，也可两侧交替垫软枕达到解除骶尾部皮肤受压的目的（图6-2-9）。

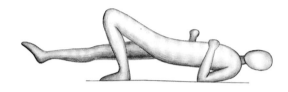

图6-2-9　三点式抬臀训练

● 引体向上运动：患者平卧或半卧，患肢外展中立，健侧下肢屈膝支撑于床面，双手吊住拉环，使身体整个抬高，臀部离床，停顿5～10s后放下。这种方法可以减少老年患者肺部感染、肌肉萎缩、关节强直等并发症的发生，一般分别于上午、下午及睡前各做一次，每次10min，每分钟活动3～5次（图6-2-10）。

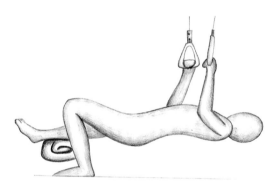

图6-2-10　引体向上运动

二、InterTan内固定

1. InterTan的优点

■ 主钉横截面为梯形设计，增加了髓内钉的抗旋转性能，可提高对股骨近端外侧壁的支撑作用，更符合生物力学特点。

■ 主钉外翻角为4°，更符合亚洲人的解剖特点。

■ 2枚联合交锁组合钉加强了髓内钉抗旋转能力，可有效避免发生"Z"效应，也能对骨折断端起到加压作用，促进骨折愈合。

■ 主钉远端采用音叉样设计，分散了对股骨干的应力分布，降低了股骨干再骨折的发生率（图6-2-11）。

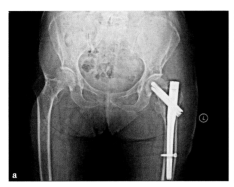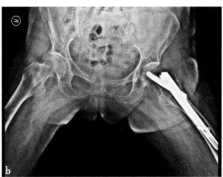

图6-2-11　股骨转子间骨折术后X线片

2. 操作要点及注意事项

■ 钻入导针时应参考皮肤定位线，扩大近端髓腔时助手用顶棒向内侧挤压外侧壁协助复位。

■ 扩大髓腔时避免过深钻透对侧皮质，方向指向髌骨中点，一般不需扩髓。

■ 如果骨折线累及小转子下2cm以下，建议使用加长型髓内钉。

■ 如果复位不佳出现内侧壁支撑不足，需要重新复位或术后迟负重，否则容易出现螺旋刀片的切割（6-2-12）。

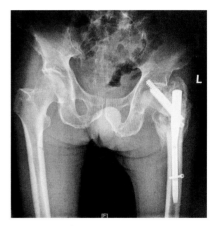

图6-2-12　术后出现螺旋刀片的切割

■ 拉力螺钉的位置常比导针的位置略高，因此拉力螺钉导针位置应位于股骨颈中央或略偏下。

■ 钻入拉力钉导针应一次成功，拧入拉力钉后应避免更换螺钉，远端锁钉要锁静力孔。

三、锁定加压钢板内固定

1. 适应证

■ 对患有严重的骨质疏松及复杂骨折的高龄患者，特别是外侧壁不完整、反转子型骨折是较为适宜的选择。

2. 外侧壁薄弱型股骨转子间骨折的优势

■ 设计接近股骨转子解剖形态,接骨板可紧贴骨表面,具有良好的贴附性。

■ 锁定钉的框架分布结构使固定更牢靠,稳定性增强,并减少拔钉及螺钉切出率。

■ 直视下操作减少了导针反复使用对股骨颈骨量的破坏。

■ 术中透视次数少,减少了射线暴露对患者及医师的危害。

3. 锁定加压钢板的不足

■ 因锁定加压钢板放置于大转子外侧,术中需切断股外侧肌在股骨大转子止点部分,完全显露股骨大转子,手术切口长,软组织损伤较大,手术时间较长,且术中出血量较 PFNA 显著增加。

■ 锁定加压钢板提供的是偏心固定,所以患者下地负重时间较 PFNA 延长,过早下地负重可能造成内固定失败及骨折移位。

■ 锁定加压钢板对骨折端的加压固定依靠大转子下方的加压螺钉完成,过度加压会影响骨膜血运,而加压不够则无法减小骨折端分离,对于骨质疏松患者易出现内固定失败。

■ 对于不稳定型骨折,螺钉、钢板会承受较大的应力,容易发生钢板、螺钉疲劳折断等并发症,应当谨慎应用。

4. 操作要点及注意事项

■ 大转子不完整或分离者,术中可通过钢板近端微孔缝合固定碎骨块,以增加股骨近端的稳定性。

■ 术中闭合复位尽量不暴露骨折端,小转子一般不需复位固定以减少软组织剥离,术后不放引流以保护局部血供及骨折端原始血肿。

■ 近端三枚锁定螺钉导针应先打紧贴股骨颈下缘的一根,这不仅给上两根导针留下空间,而且紧贴股骨距上方,可以增加把持力。

■ 螺钉应尽量一次拧入,避免多次开口或反复调整螺钉引起螺钉松动,从而导致固定失败。

■ 三枚螺钉顶端应尽量位于股骨头关节软骨下方,增加螺钉对骨质的把持力,但须注意正侧位透视不要穿出关节面。

四、人工关节置换

(一)适应证

■ 生理年龄偏大(一般应在 80 岁以上),并存基础疾病多,不能耐受卧床者。

■ 骨质疏松严重，内固定稳定性不佳的股骨转子间粉碎性骨折者。

■ 既往存在髋部骨性关节炎或股骨头坏死的患者，又发生了股骨转子间骨折。

■ 伴有神经、运动系统疾病如偏瘫、帕金森病、阿尔茨海默病等，或伴有精神、智障患者。

（二）手术操作（图6-2-13）

1. 股骨近端重建

■ 利用"∞"字钢丝固定大转子：利用张力带原理进行股骨大转子"∞"字固定，但股骨大转子部位骨质疏松明显，在收紧钢丝时不要过分用力以免钢丝对其造成切割。

■ 钢丝环扎法固定小转子：首先将移位的股骨小转子复位，然后用尖咬骨钳在小转子中部横行咬沟槽或在小转子上钻孔将钢丝纳入，在收紧钢丝时可在髓腔内预置一个髓腔锉，防止在钢丝收紧过程中造成髓腔狭窄。

■ 股骨距的处理：将截骨预留的股骨距骨块填入远端骨折缺损处，通过钢丝环扎、重建股骨近端髓腔，部分患者股骨距粉碎无法固定时可采用骨水泥重塑股骨距。

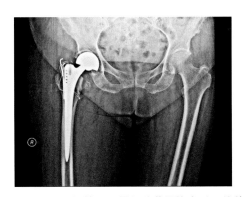

图6-2-13 股骨转子间骨折关节置换术后X线片

2. 假体的选择

■ 老年骨质疏松的患者因骨组织增生反应能力差，使用骨水泥固定可使骨组织长入多孔层而达到生物固定效果，否则容易出现假体松动下沉等并发症。

■ 骨水泥具有一定的毒性，可引起不同程度的血流动力学紊乱，同时术中尽量避免骨水泥渗入骨折间隙而影响骨折的愈合，预防方法是尽量使骨折获得较好的复位且钢丝捆扎尽可能收紧以缩小骨折间隙,同时选择骨水泥面团期插入假体也可减少骨水泥的渗入。

■ 高龄、骨质疏松及高髓内压是骨水泥反应的高危因素,在不影响关节假体功能恢复的前提下应尽量选择非骨水泥型假体,否则在使用骨水泥型假体时需要考虑通过静脉注射糖皮质激素以防治骨水泥的毒性风险。

■ 骨质疏松患者在使用生物型假体时,需要通过假体柄和股骨干髓腔内壁之间更长节段的良好填充来达到假体稳定性,因此可以考虑选取加长型生物柄以符合力学要求。

3. 操作要点及注意事项

■ 患肢长度的预估:由于股骨颈基底及股骨距的缺如,按人工关节正常的操作缺乏骨性标志而导致假体深度的判断困难,插入过深会造成肢体短缩、脱位等并发症,插入过浅则导致肢体过长、复位困难。我们既往在进行骨水泥固定前将假体试插入髓腔,并通过大转子顶点与股骨头中心的水平位置估计假体的插入深度。

■ 股骨假体前倾角的确定:转子间骨折累及股骨颈基底部,甚至股骨距缺损导致股骨假体安装缺乏参考标志,从而无法很好地判断股骨假体的前倾角,前倾角稍大可能造成行走时出现外八字脚,前倾角小时可能会造成人工股骨头容易后脱位。术中我们可以依据在髋、膝各屈曲90°时股骨髁与地面平行这一标志,在股骨髁的平面将插入的股骨假体前倾约15°。

■ 股骨近端的重建:不稳定型股骨转子间骨折均伴有大、小转子、股骨距的粉碎骨折,术中可以考虑将股骨距、小转子部位的骨块和大转子骨块解剖复位后用张力带钢丝捆扎固定,如果大转子还有粉碎骨折块不稳定再采用"∞"字钢丝固定重建稳定性,二次收紧张力带钢丝有利于骨折的复位。

第三节　热点探讨

一、PFNA固定系统的长钉与短钉选择

■ 目前,有文献报道长期的随访表明长髓内钉与短髓内钉对股骨转子间骨折的愈合时间及髋关节功能恢复等方面并无明显差异。

■ 长髓内钉可以减少应力从而减轻术后疼痛及预防骨折的发生,但长髓内钉具有手术时间长、远端锁钉困难、术中失血多等缺点。

■ 短髓内钉手术时间、术中透视量及术中出血要少于长髓内钉，并且短髓内钉手术花费较少。

■ 目前，一般主张对于骨折粉碎延伸至转子下、严重骨质疏松、有转移性病灶或股骨干有病变需要对股骨干进行保护等情况需首选长髓内钉。

■ 应用 PFNA 固定系统时需要注意股骨生理性前弓的存在，不论选择长、短的髓内钉都应尽量与其股骨前弓相匹配，避免术中内固定物难以插入或者插入后其远端抵触股骨前侧皮质而造成术后疼痛，甚至应力性骨折，同时术前应常规摄股骨全长 X 线片以评估、合理选择内植物，注意术中轻柔操作以避免医源性损伤（图 6-3-1）。

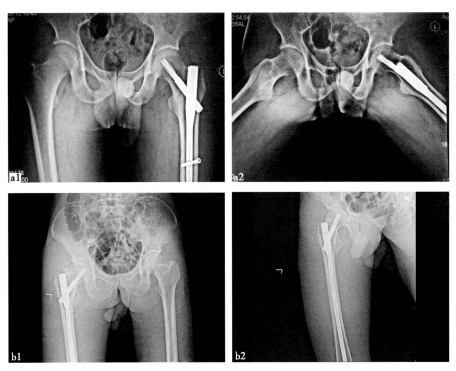

图 6-3-1　不同型号 PFNA 固定股骨转子间骨折术后 X 线片
a. 普通型 PFNA；b. 加长型 PFNA

二、PFNA 固定系统远端螺钉是否需要锁定

PFNA 固定系统远端螺钉远端锁定和不锁定见图 6-3-2。

■ 远端无锁定钉则髓内钉可使肢体负荷沿着轴向通过骨折断端转移至股骨侧，如果骨折断端骨皮质有接触则近端的应力可以通过接触的骨皮质间传递,如果骨折断端间皮质无接触则轴向应力完全通过髓内钉传递,较容易出现远端锁定钉周围骨皮质的疲劳断裂并影响骨折愈合。

■ 远端锁定钉在轴向或旋转不稳定的病例中可以维持骨折断端长度,预防患肢缩短并增加骨折断端的稳定性,从而允许患者在术后早期开始锻炼。但远端锁定钉会增加远端应力从而导致后期的内固定断裂,而且还会增加远处软组织激惹、置钉部位的再骨折,同时在置钉的过程中还有潜在损伤邻近血管的风险。

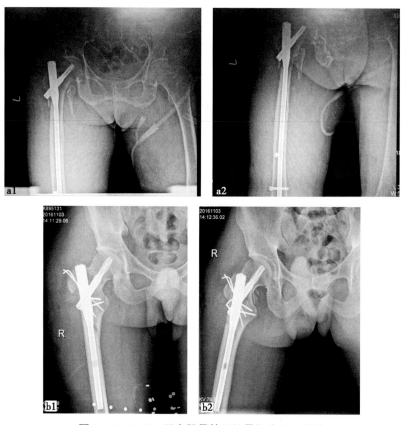

图 6-3-2　PFNA 固定股骨转子间骨折术后 X 线片
a. 远端锁定；b. 远端不锁定

■ 目前有研究显示,远端锁定或不锁定对于转子间骨折的术后及长期效果没有影响,但生物力学研究显示不稳定型转子间骨折行远端锁定可以极大地提高髓内钉重建的抗旋转能力。

■ 我们认为,外侧壁完整的转子间骨折在近端置入螺旋刀片时已经对骨折远端形成锁定,如果远端髓内钉直径与髓腔匹配可以形成有效的固定则远端可以不锁定,如果外侧壁不完整或所选主钉远端直径与髓腔不匹配则需进行远端锁定以避免旋转畸形和内外翻畸形。

三、PFNA 固定时髓腔是否需要扩髓

■ 扩大髓腔可以置入更粗的髓内钉，增加钉骨接触面，固定更牢靠，从而可以使患者得以早期下床，同时扩髓产生的碎屑可以诱导骨愈合，产生植骨效应；但扩髓将会破坏髓腔内血运及增加髓腔压力，从而增加感染率及脂肪栓塞发生率。

■ 非扩髓手术较扩髓手术减少了手术步骤、缩短了手术时间、术中出血量少、手术创伤小，而且不会升高髓腔内压力，发生脂肪栓塞综合征和急性呼吸窘迫综合征（acute respiratory distress syndrome，ARDs）可能性小；但因未经扩髓在选择髓内钉时受髓腔空间限制，所选髓内钉可能较细，力学强度较差，固定效果不及扩髓髓内钉，容易出现断钉，导致固定失效，影响骨折愈合。

■ 一般情况下，我们只行近端扩髓，除非特殊情况需行远端扩髓处理，同时我们将扩髓所留下的骨泥进行骨折端的植骨（图 6-3-3），虽然目前还没有

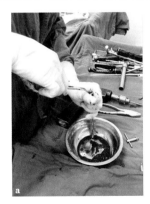
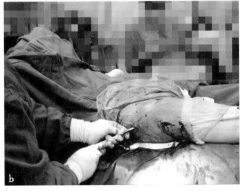
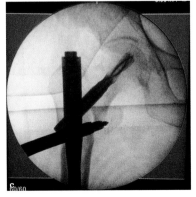

图 6-3-3　骨泥植骨操作图

明确证据表明其可以促进骨折的愈合或增加术后并发症,但其可以减少术后的隐性失血量。

■ 在转子部开口扩髓时使用正向扩髓锉扩髓,取出部分转子部松质骨及扩髓的骨泥,再经螺旋刀片切口植入骨折端。

四、PFNA固定时的仰卧位与侧卧位选择

■ 传统的股骨转子间骨折手术体位为仰卧位,如果配合牵引床则可以有效维持骨折复位且术中透视容易,但仰卧位手术部位较低不方便用拉钩致使术野不佳,且有时因牵引床及患者腰腹部的阻挡可导致导针或主钉尾端难以准确入髓腔,甚至操作不当可能出现主钉对大转子外侧挤压而产生医源性骨折(图6-3-4)。

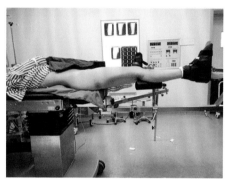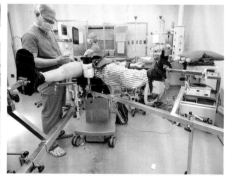

图6-3-4 仰卧位配合使用牵引床

■ 侧卧位时肌肉可因重力作用下沉,骨性标志更易显露,且手术部位可保持在较高水平,有利于术野的暴露,从而便于主钉定位及尾帽拧入且利于术中止血,对降低患者术中出血量方面有着重要意义。

■ 另外,侧卧位时内收肌及髂腰肌处于放松状态,使患肢自身重量对骨折远端起到牵引作用,徒手牵引复位可保证屈伸收展操作的实施,更有利于骨折的复位与维持。

■ 侧卧位手术以人工牵引替代机械牵引,对助手的体力要求高,同时侧卧位需要屈髋、屈膝、外展、外旋患肢且由于健侧髋关节和骨盆的阻挡有时难以拍摄到清晰的侧位卧片,故需要专业的透视人员参与。

■ 我们认为,侧卧位开口更精准、术野暴露更清晰,可减小切口长度及减

轻深处软组织损伤，从而更有利于患者术后康复，尤其适用于肥胖患者，但是对于骨折复位维持困难者建议使用仰卧位牵引床辅助手术，同时侧卧位需要有能够较好透视的术者参与。

五、PFNA 固定早期是否可以下地负重

■ PFNA 术后早期负重有利有弊，既可尽早恢复患者下肢运动功能，也面临骨折复位丢失的危险，但是良好的复位及稳定的固定是早期负重的前提。

■ 有文献指出，PFNA 由于螺旋刀片的设计以及良好的锁定机制，不仅减少头颈部骨质丢失，使螺旋刀片与骨骼形成足够牢固的整体结构，而且还对干骺端骨折区域的塌陷移位有良好的控制，因此可以允许术后立即下地负重。

■ 也有文献指出，当骨折类型为不稳定型骨折且 Singh 指数≤3 时，由于骨折稳定性极差，即使内固定位置良好，也应该选择在术后 2 个月才开始负重；而对于骨折类型为稳定型骨折且 Singh 指数 >3 时，术后即可开始部分负重，并逐渐过渡到扶拐负重，直至弃拐完全负重活动。

■ 我们认为，需要根据术前骨质疏松程度及术中复位、固定的情况而制订术后负重及负重行走计划，对于骨密度检查 T 值 <－3.0 者需要延迟负重，而对于 T 值≥－3.0 且骨折复位良好、固定稳定者建议术后越早负重越好，但是早期需要在助行器辅助下开始负重锻炼（图 6-3-5），负重行走需要根据患者身体情况而定，一般情况下术后 12～16 周完全负重行走是适宜的，但是骨质疏松严重患者可适当延期。

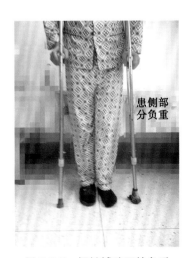

患侧部分负重

图 6-3-5　拐杖辅助下的负重

参 考 文 献

1. 张永兴, 郭卫东, 郝福玲, 等. PFNA 治疗老年人股骨粗隆间骨折的临床体会. 中国矫形外科杂志, 2014, 22 (16): 1523-1526.

2. 刘欣伟, 赵勇, 周大鹏, 等. InterTan 髓内钉治疗股骨粗隆间骨折 100 例. 实用医学杂志, 2015, 31 (6): 964-965.

3. 许连壮. 老年人股骨粗隆间骨折手术时机对预后影响的临床研究. 中国矫形外科杂志, 2010, 18 (12): 1045-1048.

4. 武振东, 王超, 朱东, 等. InterTan 系统与防旋型股骨近端髓内钉治疗老年人股骨粗隆间骨折的临床疗效评价. 中国老年学杂志, 2013, 33: 497-501.

5. 贾鹏, 赵栋, 王志强. InterTan 系统治疗老年股骨转子间骨折的疗效和安全性. 中国老年学杂志, 2013, 33: 2912-2915.

6. 石永新, 李富琴, 谭文甫, 等. 股骨近端防旋髓内钉与锁定加压接骨板治疗老年外侧壁薄弱型股骨粗隆间骨折疗效比较. 中国修复重建外科杂志, 2014, 28 (10): 1199-1203.

7. 刘苏, 徐又佳, 王创利, 等. 微创经皮钢板固定法结合锁定加压钢板治疗老年股骨转子间骨折的疗效. 中国老年学杂志, 2013, 33: 61-63.

8. 吴添龙, 涂以济, 程细高, 等. 人工股骨头置换加钢丝环扎内固定治疗高龄粗隆间粉碎性骨折的体会. 中国矫形外科杂志, 2013, 21 (22): 2299-2301.

9. 刘德忠, 姜红江, 黄相杰. 人工股骨头置换治疗高龄股骨粗隆间骨折长期随访. 中国矫形外科杂志, 2013, 21 (16): 1676-1678.

10. 林焱斌, 李仁斌, 熊国胜, 等. 加长型 PFNA 治疗股骨中上段长节段骨折. 中华骨科杂志, 2014, 34 (1): 1016-1024.

11. Al-Ani AN, Samuelsson B, Tidermark J, et al. Early operation on patients with a hip fracture improved the ability to return to independent living, a prospective study of 850 patients. J Bone Joint Surg Am, 2008, 7: 1436-1442.

12. Cui Q, Liu YS, Li DF, et al. Cemented hip hemiarthroplasty clinical observations on unstable intertrochanteric fracture in elderlies. Eur J Trauma Emerg Surg, 2016, 42 (5): 651-656.

13. Horwitz DS, Tawari A, Suk M, et al. Rail length in the management of intertrochanteric fracture of the femur. J Am Acad Orthop Surg, 2016, 24 (6): 50-58.

14. Temiz A, Durak A, Atici T, et al. Unstable intertrochanteric femur fractures in geriatric patients treated with the DLT trochanteric nail. Injury, 2015, 46 (2): S41-46.

15. Kim JT, Kim HH, Kim JH, et al. Mid-term survivals after cementless bipolar hemiarthroplasty

for unstable intertrochanteric fractures in elderly patients. J Arthroplasty, 2018, 33(3): 777-782.

16. Cho WT, Cho JW, Yoon YC, et al. Provisional pin fixation: an efficient alternative to manual maintenance of reduction in nailing of intertrochanteric fractures. Arch Orthop Trauma Surg, 2016, 136(1): 55-63.

17. Kim Y, Bahk WJ, Yoon YC, et al. Radiologic healing of lateral femoral wall fragments after intramedullary nail fixation for A3.3 intertrochanteric fractures. Arch Orthop Trauma Surg, 2015, 135(10): 1349-1356.

18. Tan BY, Lau AC, Kwek EB, et al. Morphology and fixation pitfalls of a highly unstable intertrochanteric fracture variant. J Orthop Surg(Hong Kong), 2015, 23(2): 142-145.

19. Yu W, Zhang X, Zhu X, et al. A retrospective analysis of the InterTan nail and proximal femoral nail anti-rotation-Asia in the treatment of unstable intertrochanteric femur fractures in the elderly. J Orthop Surg R, 2016, 11(10): 1-7.

20. Carvajal-Pedrosa C, Gómez-Sánchez RC, Hernández-Cortés P, et al. Comparison of outcomes of intertrochanteric fracture fixation using percutaneous compression plate between stable and unstable fractures in the elderly. J Orthop Trauma, 2016, 30(6): 201-206.

21. Li Z, Liu Y, Liang Y, et al. Short versus long intramedullary nails for the treatment of intertrochanteric hip fractures in patients older than 65 years. Int J Clin Exp Med, 2015, 8(4): 6299-6302.

22. Shen L, Li X, Wang T, et al. Reverse polyaxial less invasive stabilization systems for treatment of femoral intertrochanteric fractures of the distal femur. Arch Orthop Trauma Surg, 2016, 136(11): 1531-1537.

23. Nie B, Wu D, Yang Z, et al. Comparison of intramedullary fixation and arthroplasty for the treatment of intertrochanteric hip fractures in the elderly: a meta-analysis. Medicine (Baltimore), 2017, 96(27): e7446.

24. Berger-Groch J, Rupprecht M, Schoepper S, et al. Five-year outcome analysis of intertro-chanteric femur fractures: a prospective randomized trial comparing a 2-screw and a single-screw cephalomedullary nail. J Orthop Trauma, 2016, 30(9): 483-488.

25. Kanakaris NK, Tosounidis TH, Giannoudis PV, et al. Nailing intertrochanteric hip fractures: short versus long; locked versus nonlocked. J Orthop Trauma, 2015, 29(4): 10-16.

26. Kim JW, Kim TY, Ha YC, et al. Outcome of intertrochanteric fractures treated by intra-medullary nail with two integrated lag screws: a study in asian population. Indian J Orthop,

2015, 49(4): 436-441.

27. Şahin E, Songür M, Kalem M, et al. Traction table versus manual traction in the intramedullary nailing of unstable intertrochanteric fractures: a prospective randomized trial. Injury, 2016, 47(7): 1547-1554.

28. Sonmez MM, Camur S, Erturer E, et al. Strategies for proximal femoral nailing of unstable intertrochanteric fractures: lateral decubitus position or traction table. J Am Acad Orthop Surg, 2017, 25(3): e37-e44.

29. Xie H, Wang Z, Zhang J, et al. Clinical outcome of dynamic hip locking plates and proximal femoral nails anti-rotation-Asia for treating intertrochanteric femur fracture with lateral wall fractures in the elder patients. Oncotarget, 2017, 8(47): 82700-82704.